不眠の医療と心理援助

認知行動療法の理論と実践

大川匡子 ・ 三島和夫 ・ 宗澤岳史
編

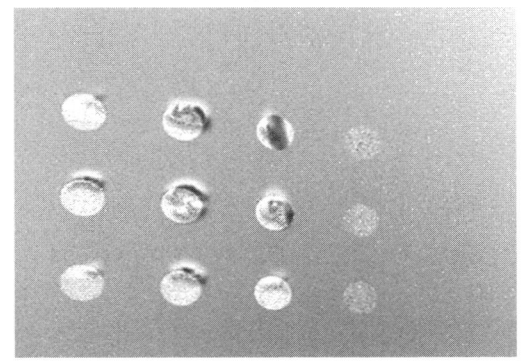

Ψ 金剛出版

不眠の医療と
心理援助 認知行動療法の理論と実践

CONTENTS

Chapter 1

不眠治療の役割と意義　　　　　　　　　　…大川 匡子 11

はじめに　11
Ⅰ　不眠症の定義　12
Ⅱ　働く世代の不眠と生活習慣病・うつ病との関連　13
Ⅲ　学校における睡眠の問題　17
Ⅳ　高齢者の睡眠　18
おわりに　19

Chapter 2

不眠症の疫学　　　　　　　　　　　　　　…兼板 佳孝 22

はじめに　22
Ⅰ　不眠疫学研究方法論　22
Ⅱ　成人の不眠の疫学　24
Ⅲ　思春期の不眠の疫学　30
Ⅳ　妊婦の不眠の疫学　31
Ⅴ　不眠の対処法に関する疫学　31
おわりに　32

Chapter 3

不眠症の病態生理学的特徴　　　　　　　　…三島 和夫 34

Ⅰ　不眠症の概念　34
Ⅱ　不眠症を全日的な視点から診る　35
Ⅲ　不眠症の病態生理機序　37
おわりに　43

Chapter 4

不眠症の診断と評価
診断基準,診断評価のための質問票などについて　　…角谷 寛 46

　はじめに　46
　Ⅰ　不眠症の診断基準　47
　Ⅱ　不眠症の診断　49
　Ⅲ　不眠の質問票　51
　おわりに　53

Chapter 5

不眠症の薬物療法　　　　　　　　　　　…山寺 亘・伊藤 洋 56

　はじめに　56
　Ⅰ　当院における精神生理性不眠症に関する臨床特徴と治療実態　57
　Ⅱ　不眠症に対する薬物療法　59
　おわりに　67

Chapter 6

不眠症の認知行動療法の手技　　　　　　　…宗澤 岳史 69

　はじめに　69

Section 1
睡眠衛生教育　　　　　　　　　…松下 正輝・宗澤 岳史 71

　　Ⅰ　睡眠衛生教育　71
　　Ⅱ　生体リズムの規則性の確保　71
　　Ⅲ　日中や就床前の良好な覚醒状態の確保　74
　　Ⅳ　就床前のリラックスと睡眠の準備　76
　　Ⅴ　良好な睡眠環境の整備　78
　　結語　79

Section 2
行動療法　　　　　　　　　　　　　　　…宗澤 岳史・山本 隆一郎 83

- Ⅰ　行動療法とは　83
- Ⅱ　学習理論による不眠症の理解　93
- Ⅲ　不眠症に対する行動療法の技法　95
- Ⅳ　不眠症に対する行動療法のパッケージ療法　102
- まとめ　104

Section 3
認知療法　　　　　　　　　　　　　　　…山本 隆一郎・宗澤 岳史 107

- Ⅰ　認知療法とは　107
- Ⅱ　不眠症における認知的側面の重要性　112
- Ⅲ　不眠症者の認知的特徴　114
- Ⅳ　不眠症の認知情報処理モデル　118
- Ⅴ　不眠症に対する認知的介入法　120
- まとめ　127

Chapter 7
不眠症の認知行動療法の実際　　　　　　…宗澤 岳史 132

はじめに　132

Section 1
日本人を対象としたCBT-Iプログラム　　…宗澤 岳史 133

- Ⅰ　治療初期（1〜3セッション）　134
- Ⅱ　治療中期（2〜5セッション）　137
- Ⅲ　治療後期（6〜10セッション）　142

Section 2
事例紹介 …宗澤 岳史 *146*

- 第1回 アセスメントと機能分析，教育 *148*
- 第2回 行動療法の導入 *151*
- 第3回 行動療法の実施状況の確認と認知療法の導入 *152*
- 第4回 思考記録表の解釈 *152*
- 第5回 睡眠日誌の解釈 *156*
- 第6回 継続 *160*
- 第7回 トラブル対処 *160*
- 第8回 継続 *163*
- 第9回 マインドフルネス認知療法 *163*
- 第10回 治療終結と再発予防教育 *164*
- 本事例の考察 *165*

Section 3
CBT-I を用いた睡眠薬の減薬・中止 …宗澤 岳史・三島 和夫 *166*

- I 睡眠薬の減薬・中止の方法 *167*
- II 睡眠薬の減薬・中止に関する CBT-I の役割 *168*
- III CBT-I を用いた睡眠薬の減薬・中止 *169*
- IV 日本人を対象とした睡眠薬の減薬・中止 *173*

Section 4
マインドフルネス認知療法を取り入れた集団認知行動療法 …尾崎 章子・宗澤 岳史 *175*

- I 集団認知行動療法 *175*
- II 不眠の集団認知行動療法の有効性 *177*
- III マインドフルネス認知療法 *178*
- IV マインドフルネス認知療法を取り入れた不眠の集団認知行動療法プログラムの実際 *179*
- V 不眠の集団認知行動療法の展望 *186*

Section 5
うつ病の合併症例に対する処置　　…山寺 亘 *189*

はじめに　*180*
Ⅰ　うつ病の睡眠障害，特にうつ病の残遺症状としての不眠症　*190*
Ⅱ　当院におけるうつ病再発予防プログラムと寛解期うつ病における不眠症状の実態　*192*
Ⅲ　うつ病の不眠に対する認知行動療法　*197*
おわりに　*200*

Final Chapter
これからの不眠医療における心理療法　　…大川 匡子 *202*

はじめに　*202*
不眠症治療の比較　*203*
おわりに　*207*

付録　*209*　　　　編者略歴　*218*　　　　執筆者一覧　*219*

不眠の医療と心理援助

認知行動療法の理論と実践

Chapter 1

不眠治療の役割と意義

大川 匡子

はじめに

近年，さまざまな領域で睡眠に関する問題が取り上げられている。それは現代社会に生活する人の"睡眠"が危機的な状況にあり，眠れない人，眠らない人が増加していることにより，さまざまな弊害が生じているからである。1990年代後半に行われた疫学調査から，日本人の4〜5人に1人は不眠に悩んでいることがわかった。また，別の調査によると，最近の5年間に日本人の睡眠時間が1時間も短縮していること，就床時刻が遅くなっていることがわかった。さらに高齢化社会の到来により，睡眠障害患者はますます増加することが予想される。不眠に加え，慢性の睡眠不足に陥っている人々を合わせると，今や睡眠障害は日本人の国民病と言っても過言ではない。

夜間不眠や睡眠不足の影響として，昼間の眠気，倦怠感，頭重感，不安，焦燥感などの精神的・身体的症状がみられる。このような状態を長く続けていると，注意力・集中力の低下，生産・作業・学習能率低下につながり，さらにはミスの増加，医療事故や交通事故などの発生を引き起こすこともある。これらの負の連鎖は，社会経済問題をも引き起こし，国益の損失につながる。したがって，睡眠の問題は単に医学，医療だけの問題でなく，社会的かつ経済的な問題としても認識されるべきである。

また，近年，睡眠を犠牲にしたことへの反動がメタボリックシンドロームという形で跳ね返ってきていることが明らかになって

きた。睡眠不足や不眠の予防が生活習慣病・うつ病の発症リスクを低下させ、また不眠の治療が生活習慣病・うつ病を改善し、ひいては国民の健康増進につながり、医療費削減という経済効果をもたらすと言えるであろう。

　睡眠障害は、約100にも及ぶ睡眠に関する診断分類の総称である。ここでは睡眠障害の中で、日常診療の場で診る機会の多い不眠症を取り上げ、その予防と治療の意義について概観したい。

I　不眠症の定義

　睡眠障害の中で不眠症（Insomnias）はプライマリーケア医を訪れることの最も多い疾患で、その人の健康を維持するために必要な睡眠時間が量的、または質的に低下し、そのために社会生活に支障をきたし、自覚的にも悩んでいる状態をいう。睡眠時間が短くても本人が満足し、心身ともに健康で昼間に正常な活動ができるなら、不眠症とは言わない。2005年に発表された診断分類ICSD-2（The International Classification of Sleep Disorders, 2nd Edition）(American Academy of Sleep Medicine, 2005) によると、不眠症は11種類に下位分類されている（表1）。不眠症に共通した診断基準として、(1)入眠困難（入眠障害）、(2)睡眠維持困難（中途覚醒）、(3)早朝覚醒、(4)回復欠如（熟眠障害）などの夜間の睡眠困難を主訴とし、夜間の睡眠困難により注意・集中力の低下、疲労、不調感、気分変調といった昼間の活動性に問題が生じていることが明記されており、日中のQOL低下は睡眠障害を判断する上で重要な指標となっている。不眠症の主訴のうち、1つのタイプだけ生じることもあれば、2つあるいは3つのタイプが重複して起こることもある。このような不眠症に悩む人を治療することにより、日中QOLが上昇し、快適な日常生活を送ることができる。

表1 ICSD-2（American Academy of Sleep Medicine（2005）改変）

不眠症　Insomnias
ICSD-2

1. 適応障害性不眠症（急性不眠症）
   Adjustment Insomnia（Acute Insomnia）*
2. 精神生理性不眠　Psychophysiological Insomnia
3. 逆説性不眠症　Paradoxical Insomnia**
4. 特発性不眠症　Idiopathic Insomnia***
5. 精神障害による不眠症　Insomnia Due to Mental Disorder
6. 不適切な睡眠衛生　Inadequate Sleep Hygiene
7. 小児期の行動的不眠　Behavioral Insomnia of Childhood
8. 薬剤もしくは物質による不眠症
   Insomnia Due to Drug or Substance
9. 内科的疾患による不眠症　Insomnia Due to Medical Condition
10. 物質あるいは既知の生理学的症状によらない，特定不能の不眠症
    （非器質性不眠症，NOS）
    Insomnia Not Due to Substance or Known Physiological Condition,
    Unspecified（Nonorganic Insomnia, NOS）
11. 特定不能の生理的（器質的）不眠症
    Physiological（Organic）Insomnia, Unspecified

*明確なストレスの要因によって起こり，ストレスの要因がなくなると不眠も解消する短
**期間の不眠症
***不眠となるような確かな要因はないものの深刻な不眠を訴える不眠症
　確たる要因は見当たらないが，子どもの頃から現在に至るまで頑固に長期間にわたり持
　続する不眠症

II 働く世代の不眠と生活習慣病・うつ病との関連

　生産性向上のためにやむなく超過勤務をしている人々や，郊外の自宅から職場まで長時間かけて通勤する人々の増加，深夜テレビや24時間のネット社会，娯楽の充実などさまざまな要因が絡み合い，また生活様式の多様化により，日本人の睡眠時間は年々短縮化傾向にある。睡眠時間と満足度の関係を調べた調査（図1）によると，睡眠5～6時間の人たちのうち，その睡眠時間では不十分だと答えている人の方が，その睡眠時間で満足と答えた人よりも圧倒的に多いことから，睡眠時間を好んで少なくしているわけではなく，社会生活の中でやむをえず短くなっているということが推察される。

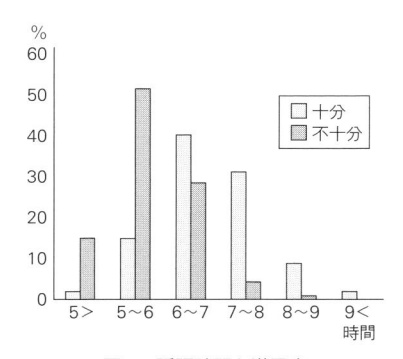

図1　睡眠時間と満足度
健康・体力づくり事業団の調査1998（3,030人）

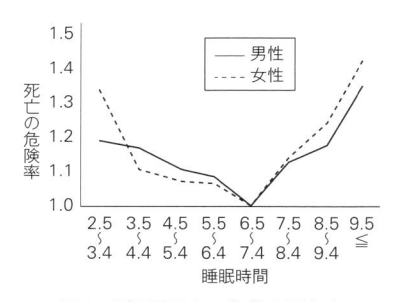

図2　睡眠時間と6年後の死亡率
（Kripke et al.（2002）より改変）

　この睡眠時間の長短が私たちの健康にどのような影響を与えるのであろうか。
　6～7時間の睡眠時間をとる者の死亡率が最も低く，それよりも少なくても多くても死亡率は高くなる，という報告がある（Kripke, Garfinkel, Wingard et al., 2002；Tamakoshi & Ohno, 2004）（図2）。つまり，睡眠時間と死亡率の間にはU字型の関係がみられる。睡眠時間と肥満度（Body Mass Index：BMI）についても同様にU字型の関係がみられ，BMIは睡眠時間7.7時間で最小となり，7.7時間以上でも以下でもBMIは増加する（Taheri, Lin, Austin et al., 2004）。これには満腹の指標となるレプチン，空腹の指標であるグレリンが関係しているという報告がある。これは，レプチンの血中濃度は睡眠時間が長いほど高く，他方，グレリンの血中濃度は睡眠時間が短いほど高くなるため，睡眠が不足すると食欲が増進し過食となり，その結果，肥満，高血糖をきたす可能性を示唆している（Spiegel et al., 2004）（図3）。他にも睡眠時間と心臓疾患のリスク（Ayas, White, Manson et al., 2003），睡眠時間と糖尿病発症リスク（Gottlieb, Punjabi, Newman et al., 2005）についても同様にU字型の関係がみられる。これらのことは，睡眠時間は短すぎても長すぎても身体に悪い影響を及

ぼすことを示している。

さらに睡眠不足は高血圧の発症に深く関係しているという報告も多数ある。Tochikuboらは残業で睡眠不足（睡眠時間3〜4時間）になると，翌日の日中の血圧が1日中高値を示すと報告している（Tochikubo, Ikeda, Miyajima et al., 1996）（図4）。これは，たとえ1日の睡眠不足であっても翌日の血圧上昇を招く可能性が高いことを示唆している。

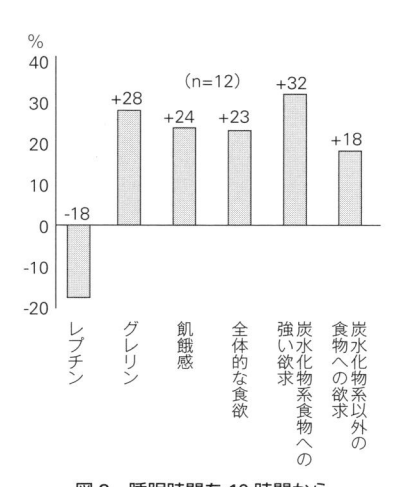

図3　睡眠時間を10時間から4時間に制限したときの日中のグレリン，レプチンの分泌量
(Spiegel et al. (2004) より改変)

小路ら（小路・迎・内村，2004；内村・橋爪・土生川ほか，2005）は30〜50歳代の勤労者5,747名を対象に生活習慣病と不眠の関連について調査を行い，高血圧患者は3人に1人という高率で不眠に悩んでいると報告している。また，不眠には寝つきが悪い「入眠障害」，夜中に何回も目が覚める「中途覚醒」，朝早く目が覚める「早朝覚醒」，

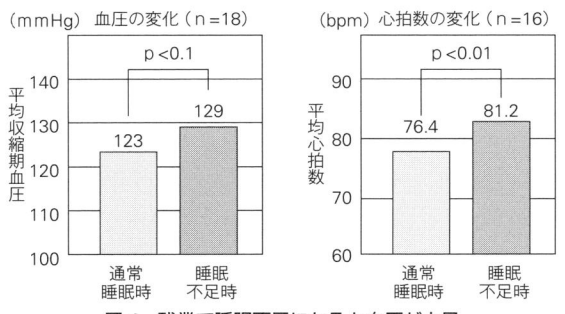

図4　残業で睡眠不足になると血圧が上昇
(Tochikubo et al. (1996) より改変)

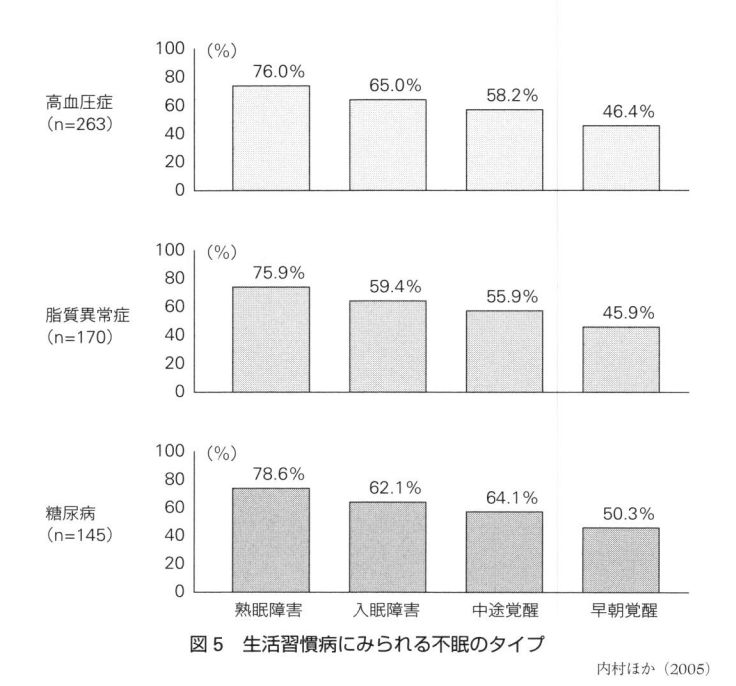

図5 生活習慣病にみられる不眠のタイプ

内村ほか（2005）

ぐっすり寝た気がしない「熟眠障害」などの不眠症状があるが，これら不眠の4つのタイプのうち，高血圧症，脂質異常症，糖尿病のいずれの患者においても熟眠障害が最も多く，4人に3人の割合で認められた（図5）。このことから，生活習慣病患者の多くは不眠に悩んでおり，不眠の中でも熟眠障害を高頻度で訴えていることがわかった。

子どもの肥満についてのコホート調査（関根，2007）でも，長時間のテレビ視聴，夜食摂取，朝食の欠食などの夜型生活とともに，睡眠時間の短縮が肥満，糖尿病，高血圧の発症につながる危険因子として提言されている。これらのように，睡眠不足や不眠の亢進とともに，生活習慣病のリスクが高まるとの報告は多数あり（Bjorkelund, Bondyr-Carlsson, Lapidus et al., 2005；土井，2006；

Gangwisch, Boden-Albala, Buijs et al., 2006 ; Mallion, Broman & Hetta, 2005 ; Nakajima, Kaneita, Yokoyama et al., 2007 ; Suka, Yoshida & Sugimori, 2003)，不眠は高血圧や糖尿病などの誘因・増悪因子になることがわかっている。

　また，不眠はうつ病の前駆症状としても広く知られており，うつ病患者の9割に不眠がみられると言われている。アメリカのChangら（1997）がジョンズ・ホプキンス大学の医学生1,053名を34年の長期にわたって追跡調査したところ，103名がうつ病を発症，そのうち13名は自殺に至り，学生時代不眠のあった者はなかった者に比べ，うつ病発症率が2倍に及んだという興味深い結果を得ている。日本は自殺率の世界上位国に名を連ねており，2007年のWHOのまとめによると，人口10万人あたりの自殺者数は24.8人で，ロシア，ハンガリー，ウクライナに次いで第4位という不名誉な結果になっている。自殺の原因・動機としてうつ病を始めとする精神疾患や睡眠の問題が深く関わっており，年々増加傾向にある自殺者の歯止めのためにも，睡眠障害とうつ病の治療促進，睡眠不足や不眠の予防は重要な課題である。

Ⅲ　学校における睡眠の問題

　大人たちが作り出した"眠らない社会"は青少年の世界にも波及し，中高校生の睡眠時間は大幅な短縮傾向にある（福田，2003）。2000～2001年にOhidaら（2004）が行った全国の中高生106,300人を対象とした調査によると，平均睡眠時間が6時間未満であった生徒は全体で30.6％にも上り，学年が上がるにつれ，睡眠時間の短い学生が増えている。

　さて，このような青少年の睡眠短縮の傾向は，心身の健康や社会生活にどのような影響を与えているのだろうか。同じ研究グループが2004～2005年に実施した調査（Kaneita, Ohida, Osaki et al., 2006；兼板・中村・大井田,2006）では，有病率は不眠症 23.5%,入眠障害 14.8%,中途覚醒 11.3%,早朝覚醒 5.5% となっており，成人に比べて特に入眠障害の割合が高いことがわかる。また，この調査によると，不眠症と有意に関連していた要因は，高いものから順に「精神的健康度が低い」,「朝食をぬく」,「喫煙習慣がある」,「飲酒習慣がある」,「就寝時刻が 0 時よりも遅い」,「部活動に参加していない」,「男子生徒」,「大学への進学希望がない」と報告されている。

　さらに内山ら（2005）によると，学年が上がるほど睡眠時間は短くなり，高校生の平均睡眠時間は 6 時間代前半と短く，熟眠障害が 43.3% もみられた。熟眠障害には，「平日の早い起床時刻・遅い入床時刻」,「平日の短い睡眠時間」,「平日と休日との起床時刻の大きな差」,「学校外で勉強しない」,「悪い寝室環境」が強く関連していた。学校外（自宅など）では勉強していないにもかかわらず，遅くまで起きている中高校生の生活スタイルが，睡眠不足，不眠症を引き起こし，日中の生活行動の QOL を低下させている実態が垣間見える。

IV　高齢者の睡眠

　高齢者に睡眠障害が多いことはよく知られている。特に不眠の訴えは多く，60 歳以上では約 3 人に 1 人は睡眠の問題を抱えているという調査報告がある。不眠の中でも中途覚醒や早朝覚醒の頻度が高い。高齢者の睡眠障害は，その特有の社会生活状況（社会の第一線からの引退等），加齢による脳の変化などさまざまな要因が関与して起こる。ただ，睡眠の問題はすべての高齢者に起こるわけではなく，身体・精神疾患のない高齢者では，不眠症が非常に少ないという報告もある。

　わが国の総人口は 2005 年に戦後初めてマイナスに転じ，1 億 2,776 万人となった。しかし，65 歳以上の高齢者が総人口に占

める割合は増加の一途で，2005年には20%を超えた。2050年には35.7%，実に国民の3人に1人は高齢者という事態に陥ることが予測されている。この高齢化の速度は世界的にみてもかなり速く，高齢化率はイタリア，スペインと並びトップクラスである。高齢者に対する不眠治療を含めた医療対策は今後ますます重要性が増すことになる。

おわりに

　複雑化する現代社会の中で，眠らない人，眠れない人が増えている。また，うつ，ストレスといった心の問題や生活習慣病で悩む人々が増加している。まだ自覚がなくても睡眠不足を積み重ねていると，知らず知らずの間に確実に心身はむしばまれている。このような睡眠障害予備軍も含めて，不眠の予防，および不眠の治療は，睡眠障害そのものの改善だけでなく，精神的・身体的疾患の予防，治療につながることは先述した。さて，睡眠障害の予防・治療は誰が担うべきだろうか。

　睡眠専門医，また従来睡眠の治療を主に担ってきた精神科医にとどまらず，各身体科医や臨床心理士，看護師なども含め，自身が専門とする領域と睡眠との関連を意識し，患者さんに対し「よく眠れていますか？」という問いかけをしていくことが大切である。

　これまでストレスで眠れない，身体の疾患があって眠れないと訴える患者の多くは，さまざまな診療科を受診しても，"眠れない"ことに対して適切な治療を受けられないでいたという現状がある。睡眠の問題を第一線で受け止め，適正な指導，治療へと導入することがきわめて重要である。睡眠についての正しい知識を持ち，また睡眠障害の治療にあたり，認知行動療法を始めとする心理療法の知識は，臨床心理士のみならず，医療，学校，社会保健を担当する多くの方々に役立つものと考えられる。

文　献

American Academy of Sleep Medicine (2005) The International Classification of Sleep Disorders, 2nd Ed. : Diagnostic and Coding Manual. American Academy of Sleep Medicine. Westchester, Illinois.

Ayas NT, White DP, Manson JE et al. (2003) A prospective study of sleep duration and coronary heart disease in women. Arch Intern Med 163 ; 205-209.

Bjorkelund C, Bondyr-Carlsson D, Lapidus L et al. (2005) Sleep disturbances in midlife unrelated to 32-year diabetes incidence : The prospective population study of women in Gothenburg. Diabetes Care 28 ; 2739-2744.

Chang PP, Ford DE, Mead LA et al. (1997) Insomnia in young men and subsequent depression : The Johns Hopkins precursors study. Am Epidemiol 146 ; 105-114.

土井由利子（2006）睡眠障害の生活習慣病および生命予後に対する影響をみる──睡眠障害治療の新たなストラテジー．In：清水徹男編：生活習慣病からみた不眠症治療の最前線．先端医学社，東京，pp.70-76.

福田一彦（2003）教育と睡眠問題．In：日本学術会議編：睡眠学．じほう，pp.169-184.

Gangwisch JE, Boden-Albala B, Buijs RM et al. (2006) Short sleep duration as a risk factor for hypertension : Analyses of the first national health and nutrition examination survey. Hypertension 47 ; 833-839.

Gottlieb DJ, Punjabi NM, Newman AB et al. (2005) Association of sleep time with diabetes mellitus and impaired glucose tolerance. Arch Intern Med 165 ; 863-868.

Kaneita Y, Ohida T, Osaki Y et al. (2006) Insomnia among Japanese adolescents : A nationwide representative survey. Sleep 29-12 ; 1543-1550.

兼板佳孝・中村裕美・大井田隆（2006）日本人の睡眠の特徴と疫学．睡眠医療 1 ; 16-21.

厚生労働科学研究費補助金・こころの健康科学研究事業（2007）教育現場での過眠と心の健康調査──日中の過眠の実態とその対策に関する研究．平成16～平成18年度総括研究報告書，pp.73-85.

小路眞護・迎徳範・内村直尚（2004）3．各臨床科でみられる睡眠障害．2．糖尿病における睡眠障害（特集 生活習慣病と睡眠障害）．Prog Med 24 ; 987-992.

Kripke DF, Garfinkel L, Wingard DL et al. (2002) Mortality associated with sleep duration and insomnia. Arch Gen Psychiatry 59 ; 131-136.

Mallion L, Broman JE & Hetta J (2005) High incidence of diabetes in men with sleep complaints or short sleep duration, a 12-year follow-up study of a middle-aged population. Diabetes Care 28 ; 2762-2767.

Nakajima H, Kaneita Y, Yokoyama E et al. (2008) Association between sleep duration and hemoglobin A1clevel. Sleep Med 9 ; 745-752.

Ohida T, Osaki Y, Doi Y et al. (2004) An epidemiologic study of self-reported sleep problems among Japanese adolescents. Sleep 27 ; 978-985.

関根道和（2007）子どもの睡眠と生活習慣病――寝ぬ子は太る．医学のあゆみ 223-10 ; 833-836.

Spiegel K, Leproult R L'hermite-BaleVriaux, Copinsch G, Penev PD & Cauter EV (2004) Leptin levels are dependent on sleep duration : Relationships with sympathovagal balance, carbohydrate regulation, cortisol and thyrotropin. J Clin Endocrinol Metab 89 ; 5762-5771.

Suka M, Yoshida K & Sugimori H (2003) Persistent insomnia is a predictor of hypertension in Japanese male workers. J Occup Health 45 ; 344-350.

Taheri S, Lin L, Austin D et al. (2004) Short sleep duration is associated with reduced leptin, elevated ghrelin and increased body mass index. PLOS Medicine 3 ; 210-217.

Tamakoshi A & Ohno Y (2004) Self-reported sleep duration as a predictor of all-cause mortality : Results from the JACC study. Sleep 27 ; 51-54.

Tochikubo O, Ikeda A, Miyajima E et al (1996) Effects of insufficient sleep on blood pressure monitored by a new multibiomedical recorder. Hypertension 27 ; 1318-1324.

内村直尚・橋爪祐二・土生川光成ほか（2005）一般内科を受診している身体疾患患者の不眠治療の現状と問題点――問診状況と不眠症状．Pharma Medica 23 ; 105-108.

Chapter 2

不眠症の疫学

兼板 佳孝

はじめに

睡眠習慣に関する問題や睡眠障害は，種々の精神疾患，身体的疾患のリスクファクターになるだけではなく，睡眠障害による眠気や居眠りが交通事故や作業能率の低下の原因となることが知られている（Gillin & Benca, 2005 ; Javaheri, 2005 ; El-Ad & Korczyn, 1998）。そのため，現代社会において睡眠障害は一般国民の保健衛生や産業衛生に広く関わる重要な公衆衛生学的問題として認識されつつあり，睡眠について多くの関心が持たれるようになってきている。

不眠は，入眠障害，夜間覚醒，早朝覚醒などを主要な症状とする睡眠障害の代表的な病態であり，有病率が高いために特に重要視されている。そのため，1970年代後半頃より世界各国において不眠に関するさまざまな疫学調査が実施されている。我が国においては，1990年代後半より不眠に関する大規模な疫学調査が実施されるようになり，これまでに多くの重要な知見が集積されてきている。本稿では，これまでに日本人の不眠に関して報告された疫学研究のなかから国民代表性のあるものについて概説する。

I 不眠疫学研究方法論

不眠の疫学研究データを解釈する際には，調査方法が結果に多大な影響を与えることを認識しておくことが重要である。本論に

先立って,不眠疫学研究において注意すべき事項について述べる。

第1に,不眠の定義によって,その有病率が著しく異なることを知っておく必要がある。米国スタンフォード大学の Ohayon は,既存の疫学論文をレビューして,不眠の定義を以下の4つのカテゴリーに分けて,それぞれの有病率を示している(Ohayon, 2002)。

①不眠関連症状のみで不眠としたカテゴリー —— 不眠関連症状には,寝付けない(入眠障害),夜間や早朝に目が覚めて再び寝入るのが難しい(夜間覚醒),休養となるには足りない睡眠(睡眠休養不足)などの症状が含まれる。この定義での不眠の有病率は30〜48%とされている。
②不眠関連症状に日中の問題,不都合を伴って不眠としたカテゴリー —— 日中の問題,不都合には,日中の過剰な眠気,抑うつ症状,不安感などが含まれる。この定義での不眠の有病率は5〜15%とされている。
③不眠関連症状に量的あるいは質的睡眠不満足感を伴って不眠としたカテゴリー —— この定義での不眠の有病率は8〜18%とされている。
④DSM-III-R, DSM-IV,睡眠障害国際分類(International classification of sleep disorders)などの診断基準を用いて不眠としたカテゴリー —— この定義での不眠の有病率は約6%とされている。

「不眠」と「不眠症」の区分は必ずしも明確ではないが,上記カテゴリー④を「不眠症」とするのが妥当かもしれない。

第2に注意すべきことは,質問に対する回答肢(選択肢)の違いによっても,不眠の有病率は影響を受けることである。既存の調査では,不眠関連症状についての回答肢が,「ある」,「ない」の二者択一方式であったものもあれば,「全くない(never)」,「めっ

たにない（seldom）」，「たまにある（sometimes）」，「しばしばある（often）」，「いつもある（always）」などの五者択一形式のものもある。回答肢が3つ以上ある場合は，どこでカットオフとするかによっても結果に違いが生じる。

　第3に，データの収集方法が自記式であるか面接聞き取り方であるかによっても，調査結果は影響を受ける。高齢者を対象にして自記式アンケート調査を実施すると，回収率の低下や，日常生活活動度の保たれた人が選択されるバイアスが生じる可能性がある。

　以上，不眠の疫学データを解釈する際の注意点を述べた。不眠の疫学論文を理解するためにはこれらの注意点を認識しておくことが大切である。

II　成人の不眠の疫学

　我が国の不眠に関する国民代表性のある疫学研究としては，1997年に健康・体力づくり事業財団が全国の成人3,030人を対象にして行った調査が挙げられる（Kim et al., 2000）。この調査の解析では，入眠障害，夜間覚醒，早朝覚醒の3つの不眠関連症状についての質問に対して，五者択一回答肢で「しばしばある」あるいは「いつもある」を選択したものが各症状を有するとされた。そして，3つの症状のうち，いずれか1つ以上の症状を有していることが不眠と定義された。その結果，各有病率は，入眠障害が8.3%，夜間覚醒が15.0%，早朝覚醒が8.0%，不眠が21.4%と報告されている。入眠障害は若年者と高齢者で有意な差はなく，夜間覚醒，早朝覚醒は高齢者で有意に高いことが示されている。また不眠症と促進的に関連する要因として「高齢」，「雇用されていない」，「運動習慣がない」，「健康感の欠如」，「精神的ストレス」，「ストレスへの対処不良」などが挙げられており，不眠症のリスクファクターとして重要視されている。

　その後に，厚生労働省が2000年に実施した保健福祉動向調査

データを用いた解析が報告されている（Kaneita et al., 2005 ; Asai et al., 2006）。保健福祉動向調査は一般住民を対象とした自記式アンケート調査であり，2000年の調査に不眠関連症状である入眠障害，夜間覚醒，早朝覚醒に関する質問が設定された。この時の回答肢は二者択一方式であった。やはり，3つの症状のうち，いずれか1つ以上の症状を有していることが不眠と定義され，解析が行われた。その結果，それぞれの有病率は入眠障害が17.3%，夜間覚醒が20.9%，早朝覚醒が23.6%，不眠が44.8%と報告されている。健康・体力づくり事業財団の調査に比べて有病率が高いのは，回答肢の違いによるものと考えられる。入眠障害は20歳代に多く，夜間覚醒と早朝覚醒は高齢者で顕著に増加することが示された。この知見は健康・体力づくり事業財団の調査結果と同様である。また，性別による比較では，入眠障害と夜間覚醒は有意に女性に多く，早朝覚醒は男性に多いことが示されている。

　2008年に著者らが成人を対象に実施した調査では，入眠障害，夜間覚醒，早朝覚醒，不眠のそれぞれの有病率は9.8%，7.1%，6.7%，13.5%であった（表1）。1997年の健康・体力づくり事業財団の調査結果に比べて，夜間覚醒と早朝覚醒においてその有病率が低値を示した。1997年の健康・体力づくり事業財団の調査においては，夜間覚醒と早朝覚醒の質問では，覚醒することのみを問うてこれらを定義していた。しかしながら，不眠症状として，夜間覚醒と早朝覚醒を捉えようとするためには，覚醒するだけではなく，覚醒後の再入眠困難の有無が重要であるといえる。そこで，我々の調査においては，夜間覚醒と早朝覚醒の質問文に覚醒後の再入眠困難の有無を追加した。定義を工夫することによって，夜間覚醒と早朝覚醒をより実際的な不眠症状として捉えることを試みたのである。このような定義の違いが，先行調査と有病率が異なった原因となっている。

　2008年の我々の調査における不眠症と不眠症状に関連する要因を表2に示した。不眠症と促進的に関連する要因として「雇

表1 不眠，および不眠症状の有病率

	不眠症			入眠障害		
	%	95% CI	P値	%	95% CI	P値
全体	13.5	12.2-14.8		9.8	8.7-10.9	
性別			0.07			0.02
男性	12.2	10.3-14.1		8.3	6.7-9.9	
女性	14.6	12.8-16.4		11.0	9.4-12.6	
年齢階級			<0.01			0.13
20-39	10.6	8.4-12.8		8.1	6.1-10.1	
40-59	12.8	10.6-15.0		9.8	7.9-11.7	
≥60	16.3	14.0-18.6		11.1	9.1-13.1	
雇用			<0.01			<0.01
あり	11.2	9.6-12.8		8.2	6.8-9.6	
なし[a]	16.3	14.2-18.4		11.7	9.9-13.5	
最終学歴			<0.01			<0.01
中学	18.8	14.8-22.8		14.9	11.2-18.6	
高校	14.2	12.4-16.0		10.2	8.6-11.8	
短大・大学	10.1	8.1-12.1		7.0	5.3-8.7	
調査時期			0.37			0.79
夏季（8月）	14.1	12.2-16.0		9.7	8.1-11.3	
冬季（2月）	12.9	11.1-14.7		10.0	8.4-11.6	
居住地域			0.51			0.45
北海道・東北	14.3	10.5-18.1		10.9	7.5-14.3	
関東・京浜・甲信越	12.8	10.6-15.0		8.6	6.8-10.4	
北陸・東海	14.8	11.2-18.4		10.8	7.7-13.9	
近畿・阪神	14.7	11.3-18.1		11.8	8.7-14.9	
中国・四国	10.2	6.5-13.9		8.7	5.3-12.1	
九州	14.4	10.5-18.3		9.2	6.0-12.4	
居住都市規模			0.76			0.50
18大都市	12.9	10.3-15.5		8.8	6.6-11.0	
市	13.6	12.0-15.2		10.3	8.8-11.8	
町・村	14.6	10.5-18.7		9.3	5.9-12.7	
精神的健康度			<0.01			<0.01
健康	9.4	8.1-10.7		6.3	5.2-7.4	
不健康[b]	23.6	20.6-26.6		18.4	15.7-21.1	

CI：Confidence interval（信頼区間）
a ：無職の主婦，学生，その他・無職を雇用なしと定義
b ：GHQ-12から抽出された2項目の合計点が1点以上を精神的不健康と定義

	中途覚醒			早朝覚醒		
	%	95% CI	P値	%	95% CI	P値
	7.1	6.1- 8.0		6.7	5.7- 7.7	
			0.03			0.11
	5.8	4.5- 7.1		5.8	4.5- 7.1	
	8.1	6.7- 9.5		7.4	6.0- 8.8	
			<0.01			<0.01
	4.8	3.2- 6.4		4.1	2.7- 5.5	
	5.9	4.4- 7.4		6.1	4.5- 7.7	
	9.7	7.9-11.5		9.1	7.3-10.9	
			<0.01			<0.01
	5.0	3.9- 6.1		4.8	3.7- 5.9	
	9.4	7.7-11.1		8.9	7.3-10.5	
			<0.01			<0.01
	11.0	7.8-14.2		10.2	7.1-13.3	
	7.0	5.7- 8.3		6.9	5.6- 8.2	
	5.4	3.9- 6.9		4.8	3.4- 6.2	
			1.00			0.28
	7.0	5.6- 8.4		7.2	5.8- 8.6	
	7.1	5.7- 8.5		6.1	4.8- 7.4	
			0.80			0.57
	7.9	5.0-10.8		6.1	3.5- 8.7	
	7.1	5.4- 8.8		6.4	4.8- 8.0	
	7.9	5.2-10.6		6.3	3.9- 8.7	
	6.0	3.7- 8.3		6.8	4.4- 9.2	
	5.7	2.9- 8.5		5.7	2.9- 8.5	
	7.5	4.5-10.5		9.2	6.0-12.4	
			0.91			0.94
	7.2	5.2- 9.2		6.7	4.8- 8.6	
	7.1	5.9- 8.3		6.6	5.4- 7.8	
	6.4	3.5- 9.3		7.1	4.1-10.1	
			<0.01			<0.01
	4.5	3.5- 5.5		4.5	3.5- 5.5	
	13.3	10.9-15.7		11.9	9.6-14.2	

※χ^2検定を用いて解析

表2 不眠，および不眠症状を従属変数とした多重ロジスティック回帰分析

	不眠症			入眠障害		
	%	95% CI	P値	%	95% CI	P値
性別			0.72			0.41
男性	1.00			1.00		
女性	1.05	0.82-1.34		1.13	0.85-1.50	
年齢階級			0.37			0.66
20-39	1.00			1.00		
40-59	1.18	0.86-1.62		1.15	0.80-1.64	
≥60	1.27	0.90-1.79		0.99	0.67-1.47	
雇用			0.01			0.03
あり	1.00			1.00		
なし[a]	1.42	1.07-1.86		1.43	1.04-1.96	
最終学歴			<0.01			<0.01
中学	1.24	0.89-1.73		1.49	1.03-2.17	
高校	1.00			1.00		
短大・大学	0.69	0.52-0.92		0.64	0.46-0.89	
調査時期			0.34			0.92
夏季（8月）	1.00			1.00		
冬季（2月）	0.89	0.71-1.13		1.02	0.78-1.33	
居住地域			0.36			0.38
北海道・東北	1.07	0.73-1.57		1.26	0.81-1.94	
関東・京浜・甲信越	1.00			1.00		
北陸・東海	1.19	0.83-1.70		1.29	0.86-1.95	
近畿・阪神	1.21	0.86-1.71		1.47	1.00-2.18	
中国・四国	0.72	0.45-1.14		0.95	0.57-1.57	
九州	1.14	0.77-1.69		1.08	0.67-1.72	
居住都市規模			0.84			0.63
18大都市	0.96	0.72-1.28		0.87	0.62-1.21	
市	1.00			1.00		
町・村	1.10	0.75-1.60		0.87	0.55-1.37	
精神的健康度			<0.01			<0.01
健康	1.00			1.00		
不健康[b]	3.20	2.53-4.04		3.55	2.72-4.64	

AOR：Adjusted odds ratio（調整オッズ比）
CI：Confidence interval（信頼区間）
a ：無職の主婦，学生，その他・無職を雇用なしと定義
b ：GHQ-12から抽出された2項目の合計点が1点以上を精神的不健康と定義

	中途覚醒			早朝覚醒		
	%	95% CI	P値	%	95% CI	P値
			0.27			0.81
	1.00			1.00		
	1.21	0.86-1.68		1.04	0.74-1.46	
			0.08			0.11
				1.00		
	1.19	0.76-1.86		1.44	0.91-2.30	
	1.68	1.05-2.67		1.67	1.02-2.72	
			0.02			<0.01
	1.00			1.00		
	1.56	1.08-2.25		1.68	1.15-2.46	
			0.20			0.11
	1.29	0.85-1.97		1.26	0.82-1.95	
	1.00			1.00		
	0.81	0.55-1.19		0.73	0.49-1.08	
			0.96			0.28
	1.00					
	0.99	0.73-1.35		0.84	0.61-1.16	
			0.73			0.48
	1.12	0.68-1.84		0.90	0.52-1.55	
		1.00			1.00	
	1.15	0.72-1.84		1.00	0.61-1.66	
	0.85	0.52-1.38		1.07	0.66-1.72	
	0.74	0.41-1.35		0.83	0.46-1.52	
	1.10	0.66-1.84		1.51	0.92-2.46	
			0.83			0.88
	1.05	0.72-1.52		1.09	0.75-1.60	
	1.00			1.00		
	0.87	0.51-1.49		1.08	0.65-1.81	
			<0.01			<0.01
	1.00			1.00		
	3.50	2.57-4.77		3.03	2.21-4.16	

※強制投入法による多重ロジスティック回帰分析

用されていない」、「低学歴」、「精神的不健康」などが挙げられた。不眠症と季節、地域、居住地人口規模との有意な関連性は認められなかった。

Ⅲ 思春期の不眠の疫学

生活の夜型化は成人のみならず中学生や高校生にも強く影響し、生徒の睡眠時間の短縮が認められている（NHK放送文化研究所, 1991, 1996）。実際、2000年に中学生高校生を対象に実施された全国調査では、睡眠時間が6時間に満たない生徒が対象者の3割を超えていたことが報告されている（Ohida et al., 2004）。夜間の睡眠時間の短縮は日中の眠気や居眠りを生じて学習効率を低下させるだけではなく、心身の発育途上にある中学生、高校生にとって、精神的および身体的健康状態に重大な影響を及ぼすと考えられている。したがって、中学生、高校生における睡眠障害は重要な健康課題であるといえる。

日本人の中学生、高校生の約10万人を対象に生活習慣に関する調査が1996年より4年ごとに実施されている。2004年の調査では、不眠関連症状に関する質問が設定され、回答肢形式と不眠の定義は前述の成人を対象とした健康・体力づくり事業財団の調査と同一にして比較検討が行われた（Kaneita et al., 2006）。解析結果より、入眠障害、夜間覚醒、早朝覚醒、不眠のそれぞれの有病率は14.8%、11.3%、5.5%、23.5%と報告されている。また、多変量解析では、不眠と有意に関連していた要因は「男性」、「精神的健康度が低い」、「朝食を欠食する」、「飲酒習慣がある」、「喫煙習慣がある」、「クラブ活動に参加していない」、「大学への進学希望がない」の7項目が示されている。成人と中高生の比較は調査年次が異なるために制限があるが、(1) 中学生、高校生の不眠の有病率は成人と同等以上に高い頻度であること、(2) 中学生、高校生では入眠障害が目立って多いことが初めて示唆された。

Ⅳ　妊婦の不眠の疫学

　母体の安全と胎児の成長において妊婦の睡眠は重要である。2002年に実施された我が国の妊婦16,528人を対象にした調査において，妊婦は入眠障害，夜間覚醒，早朝覚醒などの不眠関連症状の訴えが，一般成人を対象にして行った調査結果に比べて多いことが示されている（鈴木ほか，2003）。妊娠による内分泌学的変化や身体的変化が影響している可能性が考慮されている。

Ⅴ　不眠の対処法に関する疫学

　2000年の保健福祉動向調査には睡眠自己調節法に関する質問が設定され，これについても解析が行われた（Kaneita et al., 2007）。1週間に1回以上寝酒を行うものは男性で48.3%，女性で18.3%，1週間に1回以上睡眠薬を使用するものは男性で4.3%，女性で5.9%と報告されている。寝酒を行うものの割合は加齢とともに徐々に増え，老年期には徐々に減少するパターンを呈した（図1，2）。一方，睡眠薬を使用するものの割合は老年期には徐々に増加するパターンを呈した（図1，2）。多変量解析で，男女共通して寝酒と有意な関連性が認められたのは，「夜間覚醒」と「抑うつ状態」であり，睡眠薬の使用と有意な関連性が認められたのは「年齢」，「入眠障害」，「早朝覚醒」，「抑うつ状態」，「睡

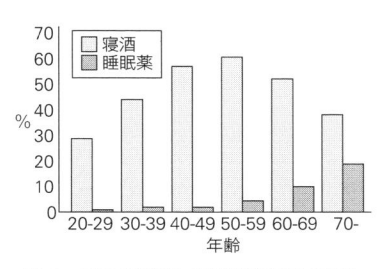

図1　男性の寝酒と睡眠薬使用者の割合

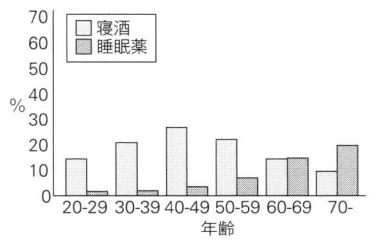

図2　女性の寝酒と睡眠薬使用者の割合

眠時間」、「自覚的睡眠充足度」であった。この研究で注目すべきは寝酒と夜間覚醒が有意な関連性を示したことである。これまでの薬理学的研究によって、アルコールは入眠作用を有するものの、その後にはかえって睡眠を阻害することが知られている。本研究結果は、従来の薬理学的知見を疫学的に裏付けたといえる。良質な睡眠をとるためには、寝酒は避けるべきであることを健康教育活動で啓発していく必要がある。

おわりに

不眠症は先進国社会において重要な公衆衛生学的課題となっている。そうした状況のなかで睡眠学は、新しい学問体系・領域として重要視されてきている。本稿では最近、我が国で実施された不眠に関わる疫学研究調査について概説した。今後は、不眠症に関する継続的な疫学研究と、その結果に基づいた健康教育活動が推進されていくことが重要と考える。

文　献

Asai T, Kaneita Y, Uchiyama M et al. (2006) Epidemiological study of the relationship between sleep disturbances and somatic and psychological complaints among the Japanese general population. Sleep and Biological Rhythms 4 ; 55-62.

El-Ad B & Korczyn AD (1998) Disorders of excessive daytime sleepiness : An update. J Neurol Sci 153 ; 192-202.

Gillin JC & Benca RM (2005) Psychiatric disorders. Kryger MH, Roth T & Dement WC (eds.) Principles and Practice of Sleep Medicine. 4th Edn. W.B. Saunders Company, Philadelphia, pp.1297-1358.

Javaheri S (2005) Cardiovascular disorders. In : Kryger MH, Roth T & Dement WC (eds.) Principles and Practice of Sleep Medicine. 4th Edn. W.B. Saunders Company, Philadelphia, pp.1157-1217.

Kaneita Y, Ohida T, Uchiyama M et al. (2005) Excessive daytime sleepiness among the Japanese general population. J Epidemiol 15 ; 1-8.

Kaneita Y, Ohida T, Osaki Y et al. (2006) Insomnia among japanese adolescents : A nationwide representative survey. Sleep 29 ; 1543-1550.

Kaneita Y, Uchiyama M, Takemura S et al. (2007) Use of alcohol and hypnotic medication as aids to sleep among the japanese general population. Sleep Med 8 ; 723-732.

Kim K, Uchiyama M, Okawa M et al. (2000) An epidemiological study of insomnia among the japanese general population. Sleep 23 ; 41-47.

NHK 放送文化研究所（1991）1990 年度国民生活時間調査．日本放送出版協会．

NHK 放送文化研究所（1996）データブック・国民生活時間調査 1995．日本放送出版協会．

Ohayon MM (2002) Epidemiology of insomnia : what we know and what we still need to learn. Sleep Med Rev 6 ; 97-111.

Ohida T, Osaki Y, Doi Y et al. (2004) An epidemiological study of self-reported sleep problems among japanese adolescents. Sleep 27 ; 978-985.

鈴木健修・大井田隆・曽根智史ほか（2003）本邦における妊婦の睡眠問題に関する疫学的研究．日本公衛誌 50 ; 526-539.

Chapter 3

不眠症の病態生理学的特徴

三島　和夫

I　不眠症の概念

　不眠症状には大きく分けると，入眠困難（寝つきが悪い），中途覚醒（途中で目覚める），早朝覚醒（早朝に目覚め，二度寝ができない），そして熟眠困難（寝た気がしない，休養がとれた感じがしない，非回復性睡眠）の4種類がある。先進各国での疫学調査では，おおむね一般人口の20～35％が何らかの不眠症状をもち，10～20％は臨床的に問題となる不眠症に悩んでいることが示されている（Ohayon, 2002）。不眠の持続期間や頻度の定義によって結果にばらつきはあるものの，不眠症はきわめて有病率の高い公衆衛生学上の大きな問題であることが分かる。

　不眠症とは一つの疾患単位であるのか，単なる症状ではないのか，という問いがよく聞かれる。症状（symptom）とは疾患に起因して生じる精神身体徴候であり，疾患（disease）とは同一の原因，症状，経過，転帰，および同一の組織病理変化（病態生理機序）をもつ病態をさす。不眠症を，症状または疾患のどちらにカテゴライズすべきかについては多くの議論がなされてきた（Billiard & Bentley, 2004 ; Harvey, 2001）。従来，不眠症の診断は患者の訴えをもとに上記の4つの不眠症状について現象記述することが中心であった。いわゆる"不眠の有無"が重要であり，その原因や病態生理，臨床転帰についての関心は乏しく，基礎疾患に付随して増悪消褪をするものと考えられがちであった。例えば精神・身

体疾患に起因する不眠症を続発性不眠症（Secondary Insomnia），それ以外を原発性不眠症（Primary Insomnia）と区別する診断法は上記の考えに沿ったものであり，ここでいう続発性不眠症は基礎疾患の付随症状として位置づけられる。しかしながら不眠症の病態生理が明らかになるにつれて，現象記述的な診断は不眠症の病態や臨床転帰を正しく反映しておらず，治療設計に大きな不都合をもたらすことが知られるようになった。現在の理解としては，少なくとも慢性不眠症は独立した疾患であり，多くの共通した病態生理をもち，医科学的に説明が可能な，多様ながらも定型的な臨床転帰を辿る疾患単位であると考えられている。不眠症の発症契機となった基礎疾患やストレス因があっても，長期経過の中でそれら直接因の果たす病理学的意味は相対的に小さくなり，それらとは乖離して不眠症の慢性化の機序が進行する。本書のテーマである認知行動療法においても，不眠症のトリガーを解消するのではなく，慢性化を招く歪んだ認知のあり方や対処行動を矯正することに焦点を当てることが主眼となる。

Ⅱ 不眠症を全日的な視点から診る

不眠症を疾患（disease）として捉えるべきであるという考え方はうつ病などの精神疾患の不眠についても同様である。2005年に報告されたNIH Consensus Statementでは，精神疾患等に随伴する不眠を併存不眠症（Comorbid Insomnia）という別個の疾患として捉えるよう推奨している（NIH-Consensus-Statement, 2005）。その根拠はいくつかあるが，第一に"原発性"と"続発性"の病態学的異種性が担保されていないことが挙げられる。原発性といえども神経質，ストレスなど不眠症の発症契機は存在し，また重複することが多く，身体因，環境因，心因などの原因種別に不眠症を類型化することには無理がある。また後述するように，原因の種類にかかわらず不眠症はいったん発症すると自己増悪的に症

表1 不眠症の一般的診断基準

1. 入眠困難，中途覚醒，早朝覚醒，もしくは回復感を伴わない低質な睡眠が持続している，などの訴えがある。
2. これらの睡眠問題は，適切な時間帯に適切な環境下で眠っても出現する。
3. 夜間の睡眠問題のために，下記のような日中の機能障害が少なくとも一つ生じている。
    i 倦怠感，不安
    ii 注意力低下，集中困難，記憶力低下
    iii 社会生活上，職務上，学業上の能率低下
    iv 気分障害（うつ），イライラ感
    v 眠気
    vi 意欲低下，活力低下，自発性低下
    vii 就労時や運転時の過失，事故が生じやすい
    viii 睡眠不足による緊張，頭痛，消化器症状
    ix 睡眠問題に関する過度の懸念，心配

アメリカ睡眠障害学会による睡眠障害国際分類（The International Classification of Sleep Disorders. Second Edition；ICSD-2, 2005）

状が固着するなど，"原発性""続発性"にかかわらず共通した病態生理を有している。このような視点から不眠症を併存症として積極的に管理することで，基礎疾患の部分症状として座視することなく，早期から治療介入する機会が得られる。

　不眠症状を呈する患者を診療する上で注意すべき点は，単に不眠症状があるだけでは不眠症とは診断されない点である。先に述べた"臨床的に問題となる"不眠症とは，夜間の不眠症状に加えて日中に生じるさまざまな精神的もしくは身体的不調を合併している病態をさす。睡眠障害国際分類改訂版（The International Classification of Sleep Disorders, Second Edition；ICSD-2）における不眠症の一般診断基準（general criteria）では，診断の必須項目として，(1)夜間不眠の訴えがあり，(2)睡眠に関連した日中の精神・身体機能の低下（daytime impairment）を伴うことが求められている（表1）(ICSD-2)。

　逆に言えば，日中に機能障害が認められず生活の質（Quality of Life：QOL）が保たれていれば不眠症状があっても不眠症には該当しない。例えば，加齢とともに睡眠の維持機能は低下するた

め高齢者では頻回に中途覚醒が見られる。また，一般的に生物時計位相が前進するため入眠覚醒時刻は前進し，特に早朝覚醒が目立つようになる。これらの睡眠特性の加齢変化自体には病理学的意義は乏しい。多くの高齢者はこのような不眠症状を気にしつつも「年のせいだから」と気にせず活発な日常生活を送っている一方，ごく軽度の不眠症状でも気にかけて日中にもうつうつと過ごすケースもある。現在の睡眠医学の定義では後者を不眠症と診断する。言い換えれば，睡眠時間や中途覚醒のような睡眠パラメータだけから不眠症を診断することはできない。逆に，客観的には十分に睡眠が確保されていても，睡眠状態に関する自己評価が低く（主観症状と客観症状の乖離），回復感のない睡眠に悩んでいれば不眠症と診断される。その意味では不眠症とはきわめて主観的な体験であるといえる。しかしながら，客観的な不眠症状に乏しくとも，主観的な苦痛やQOLの低下を伴う場合には重篤な臨床転帰を辿るケースも決して稀ではない。

Ⅲ　不眠症の病態生理機序

本項では不眠症の病態生理について，(1)過覚醒，(2)認知障害，(3)ストレスモデル（3Pモデル），(4)不眠とうつ病の関連性の視点からそれぞれ説明する。それぞれにエビデンスに裏付けられた病態仮説であり，多くの不眠症患者にはここで述べられている諸病態が程度の差はあれ生じていると思われる。

1．過覚醒

不眠症者の精神病理として，内面化（Internalization）が知られている（Kales et al., 1976）。不眠症者は一般にストレスや葛藤によって生じた情動を内面化によって抑圧・解消しようとする傾向がみられ，それが情動的過覚醒をもたらす。

不眠症の病態生理として過覚醒に早くから注目したのは，Bonnet

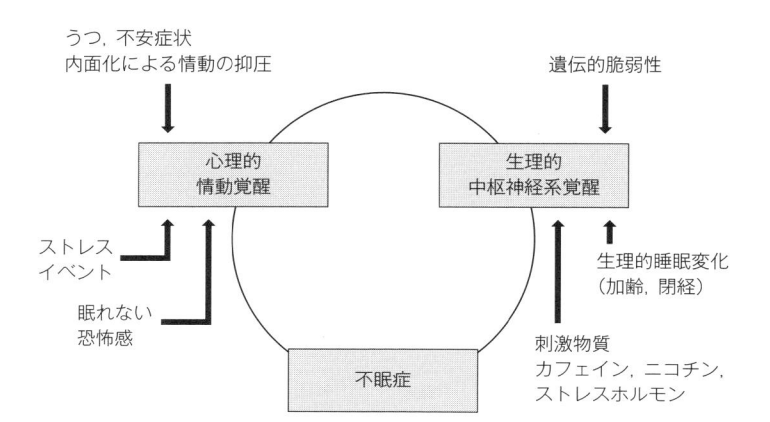

図1 過覚醒モデルシェーマ（Basta et al.(2007)から改変して引用）

と Arand であった（Bonnet & Arand, 1995）。彼らは，不眠症では夜間の不眠症状に加えて，日中にも緊張，不安，疲労感，いらいらなどの種々の精神身体症状を呈することに着目した。このような昼夜にまたがる不眠症状（Bonnet らは"24-hours disease"と呼んだ）の背景には，交感神経緊張，脳波上の覚醒増加，代謝率の亢進，体温上昇，心拍数増加，夜間の血中コルチゾール／副腎皮質刺激ホルモン（ACTH）濃度の増大など，覚醒レベルの上昇とそれに関連した生理現象（生理的過覚醒）が数多く認められる（図1）(Basta et al., 2007 ; Bonnet & Arand, 1995 ; Buysse, 2008)。

Pigeon らは，(a)過覚醒，(b)概日リズム不全，(c)恒常性機構調節不全を不眠症の病態生理における3因子として挙げている（Pigeon & Perlis, 2006）。不眠症では徐波睡眠量，睡眠脳波におけるδパワーの減少が目立つにもかかわらず日中の傾眠傾向が乏しく，また断眠後（睡眠負債時）にも徐波睡眠が増加しにくい。不眠症では昼夜を問わず睡眠圧が高まらず，徐波睡眠についてホメオスタティックなフィードバックがかかりにくくなっていることが示唆される。

不眠症における過覚醒は睡眠覚醒に関わる脳領域の代謝異常を伴うことが示されている。Nofzingerらは，ポジトロンCTを使った研究から，不眠症者では健常者と比べて，上行性網様体賦活系，視床，視床下部，扁桃体，海馬，前頭前野など覚醒に関連した脳部位の代謝活性が入眠期においても低下しにくいことを明らかにした（Nofzinger et al., 2004）。これは，不眠症者における過覚醒の神経学的基盤を示したものと考えられる。ただし，こうした脳代謝活性の異常が疾患依存的であるのか状態依存的であるのか明らかになっていない。

2. 認知障害

　不眠症では睡眠問題に加えて認知障害を合併する。Edingerら（2008）は，不眠症者における認知障害を多数例で詳細に評価した。不眠症者では強い主観的眠気を自覚していたが，反復入眠潜時検査（MSLT）で調べた客観的眠気は健常者よりもむしろ減弱していた。すなわち，不眠症者は過覚醒状態にあり，低質な夜間睡眠による代償的な眠気の増大が阻止されていた。しかしながら，不眠症患者では過覚醒はあるものの精神運動機能の低下は抑止されず，複数の課題の達成率は低下していた。このような不眠症における"目覚めてはいるが頭が働かない"状態は不眠症者の多くに共通した症状である。先に述べた脳代謝研究でも示されているように，不眠症者は日中の覚醒水準を維持するために恒常的に脳機能に負荷をかけているため，複雑な課題に対処するための脳活動が代償的に低活動に陥っている可能性がある。

　一方で，不眠症者の主観的な訴えの重篤さと睡眠ポリグラフ試験（PSG）や認知機能検査で測定される客観的所見が乖離し，実際には睡眠状態も作業能率も正常レベルに保たれているケースが多い。しかし，このような主観評価の低下こそが不眠症の本態であると考える研究者もいる。日本独特の心理療法である森田療法では，こうした神経質症性不眠の主観・客観乖離傾向を患者の精

神的な不安・緊張（不眠恐怖）に起因する主観的虚構性（症状の自己暗示）と捉える（遠藤，1962）。不眠症者にみられる睡眠困難感，覚醒時の認知障害感が生じるメカニズムは不明である。Orffら（2007）は，客観的指標で障害が認められない患者においても認知機能障害を強く自覚するケースの解釈から，課題達成度を測る従来の評価スケールでは不眠症者の機能喪失感を正確に評価することは難しく，課題を遂行するための"努力"を評価するスケールを導入する必要があると指摘している。

3. ストレスモデル（Spielmanの3Pモデル）

不眠症がストレスで誘発されることはよく知られている。

ICSD-2では，ストレス暴露後に短期的に生じる不眠症は適応性不眠症（急性不眠症）と分類されている（ICSD-2）。持続するストレス状態では視床下部－下垂体－副腎皮質系（hypothalamic-pituitary-adrenal axis：HPA系）の機能亢進が認められる。この際に過剰分泌された糖質コルチコイド（GC）には覚醒作用があり，不眠症を発症・増悪させる。

Spielmanらが提唱した3Pモデルは，不眠症の慢性経過におけるストレスの関与をうまく説明している（図2）（Glovinsky & Spielman, 2006；Spielman, Caruso & Glovinsky, 1987）。3Pモデルでは，不眠のストレス因子を (a) 素因（Predisposing factors），(b) 促進因子（Precipitating factors），(c) 遷延因子（Perpetuating factors）にわけ，この3P因子の合計が閾値を越えると発症すると想定している。ストレスに対する脆弱性などの素因に加えて，急性ストレスや対処行動の拙さなどの促進因子を経て，ストレスの長期化や睡眠問題への不安や固着，誤った睡眠習慣を続けるなどの遷延因子が重畳することで慢性不眠が形成される。

3Pモデルにおける素因（不眠脆弱性）としては先に述べた神経質，内面化などの性格特性が知られている。Drakeら（2004）は，生活史におけるストレスイベント後の一過性不眠エピソードをス

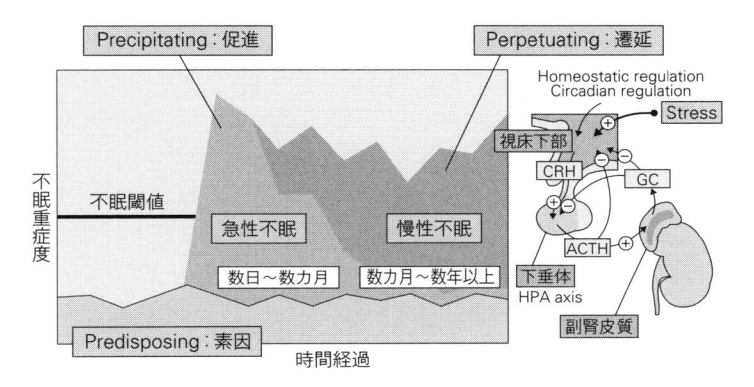

図2 Spielmanの3Pモデル（Glovinsky & Spielman（2006）から改変して引用）

コア化し，ハイスコア群（脆弱群）ではPSG測定時に低質な睡眠になりやすく（第一夜効果を受けやすい），また同時に過覚醒（入眠潜時の延長）が生じていることを示した。不眠症で繰り返し確認されている生理的過覚醒が急性ストレスへの過度の応答（促進因子）や遷延化などの慢性化過程に関与している可能性が高いが，その生物学的機序は明らかになっていない。

小児・発達期におけるストレス暴露もまた後の不眠症発症のリスク要因となる。Gregoryら（2006）は，小児期の家庭内葛藤の存在と後の不眠症発症との関連を大規模コホートデータから明らかにした。うつ病や心的外傷後ストレス障害などと同様，不眠症においてもMRI上で両側海馬容積の減少が指摘されている（Riemann et al., 2007）。小児期の不安定な養育環境という長期的かつ重篤なストレス因子が不眠症の発症とどのように関連するのか，今後の研究が必要である。

急性期には睡眠問題が臨床的主題となるが，慢性期にはHPA系の機能亢進を共通病態として，うつ病，心循環器系疾患，代謝障害など種々の精神身体疾患を併発するようになる。

4. うつ病における不眠

　不眠症がうつ病に高率に併存し，また発症リスクを高める背景として，両疾患が相互に近似した病態生理を有している点があげられる。臨床的にもストレスを契機とした発症，症状に対する不安や心気による症状の増悪や固着，病状の遷延と残遺が多いなど類似した特徴を持つ。神経内分泌学的には，従来から両疾患に共通してHPA系機能の異常が指摘されてきた。視床下部の室傍核より分泌された副腎皮質ホルモン放出ホルモン（CRH）は下垂体門脈系により下垂体前葉に運ばれ，副腎皮質ホルモン産生細胞からACTHを分泌させる。ACTHは血流を介して副腎皮質に作用しGCを分泌させる（図2）。HPA系の活動は，(1)体内時計である視交叉上核からの指令による概日リズム，(2)血流中のACTHがCRH分泌を抑制し，血流中のGCが視床下部からのCRH分泌と下垂体前葉からのACTHの分泌を抑制するというネガティブフィードバック，(3)精神的または身体的ストレス，によって調節されている。

　生理的なHPA系の活動は体内時計の制御のもとに，睡眠前半が最低で，睡眠後半から徐々に高まり，朝に最高となり，その後入眠時刻に向けて徐々に低下する日内変動を示す。CRHには覚醒作用があり，CRHによって脳波基礎活動の周波数は増加し，徐波睡眠（深い睡眠）は減少し，浅い睡眠と覚醒が増加する（Holsboer, von Bardeleben & Steiger, 1988）。逆にCRH分泌を抑制すると，覚醒が減少し，徐波睡眠が増加する。GCはフィードバック機構を介してCRHの分泌に影響を与えるためやはり睡眠に作用するが，その作用は投与量によって変化する。少量のGCは覚醒を減少させ，徐波睡眠を増加させるが，多量のGCは覚醒を増加させ，徐波睡眠を減少させる（Friess et al., 1995 ; Buckley & Schatzberg, 2005）。また，断眠や睡眠不足はHPA系の活動を亢進させ，夜間覚醒はパルス状のGC分泌を引き起こす。慢性の不眠症ではHPA系の活動が亢進しているため，浅い睡眠や中途覚

醒など低質な睡眠に陥り，このことがさらに HPA 系の活動亢進を引き起こす悪循環に陥っていると考えられる（Vgontzas, Bixler, Lin et al., 2001）。

　不眠症ときわめて近似した HPA 系の過活性状態がうつ病患者でも認められ（Holsboer et al., 1994 ; Nemeroff et al., 1984），うつ病における基本的な病態と考えられている。すなわち不眠症とうつ病はともに何らかの素因やストレスイベントなどを契機として，HPA 系の過活動が顕在化し遷延した際の異なった臨床症状の側面であるのかもしれない。健常者では睡眠前半に HPA 系活動が十分に抑制されることで徐波睡眠が出現し，睡眠後半に向かって HPA 系活動が優位に切り替わり，GC 分泌が開始されるとともに徐波睡眠は減少する。一方，不眠症やうつ病患者では HPA 系の過活動により，CRH が過剰に分泌されるため，徐波睡眠が減少し，中途覚醒や早朝覚醒が引き起こされると考えられる（Friess et al., 1995）。また，徐波睡眠には HPA 系活動の抑制作用があるため，徐波睡眠が顕著に減少する不眠症やうつ病患者では HPA 系の過活動に歯止めがかからず，病態が長期化するものと考えられる。

おわりに

　不眠症の病理として，身体疾患，精神疾患，ストレス等を契機とした過覚醒状態の出現，不眠症状に対する不安の増大やテーマ化の進行，睡眠状態や精神機能に関する認知の異常，そして自律神経系および神経内分泌系機能を巻き込んだ睡眠調整システムの機能的障害が重要であることを概説した。重要なポイントは，不眠症の初期対応を誤り不眠が持続した場合，慢性化をもたらす心理的・身体的な自己増悪的ステップが作動する点にある。認知行動療法は，心理的過覚醒を軽減し，自然治癒力を阻む認知の歪みを矯正し，不適切な対処行動を修正することにより不眠症の慢性

化を抑止する,もしくは過剰な薬物療法から脱却するきわめて有効な治療ツールになることが期待されている。

文　献

Basta M, Chrousos GP, Vela-Bueno A et al. (2007) Chronic insomnia and stress system. Sleep Med Clin 2 ; 279-291.

Billiard M & Bentley A (2004) Is insomnia best categorized as a symptom or a disease? Sleep Med 5 Suppl 1 ; 35-40.

Bonnet MH & Arand DL (1995) 24-Hour metabolic rate in insomniacs and matched normal sleepers. Sleep 18 ; 581-588.

Buckley TM & Schatzberg AF (2005) On the interactions of the hypothalamic-pituitary-adrenal (HPA) axis and sleep : Normal HPA axis activity and circadian rhythm, exemplary sleep disorders. J Clin Endocrinol Metab 90 ; 3106-3114.

Buysse DJ (2008) Chronic insomnia. Am J Psychiatry 165 ; 678-686.

Drake C, Richardson G, Roehrs T et al. (2004) Vulnerability to stress-related sleep disturbance and hyperarousal. Sleep 27 ; 285-291.

Edinger JD, Means MK, Carney CE et al. (2008) Psychomotor performance deficits and their relation to prior nights' sleep among individuals with primary insomnia. Sleep 31 ; 599-607.

遠藤四郎（1962）神経質症性不眠の精神生理学的研究．精神神経学雑誌 64 ; 673-707.

Friess E, Wiedemann K, Steiger A et al. (1995) The hypothalamic-pituitary-adrenocortical system and sleep in man. Adv Neuroimmunol 5 ; 111-125.

Glovinsky PB & Spielman AJ (2006) The Insomnia Answer. A Perigee Book, New York.

Gregory AM, Caspi A, Moffitt TE et al. (2006) Family conflict in childhood : A predictor of later insomnia. Sleep 29 ; 1063-1067.

Harvey AG (2001) Insomnia : Symptom or diagnosis? Clin Psychol Rev 21 ; 1037-1059.

Holsboer F, von Bardeleben U & Steiger A (1988) Effects of intravenous corticotropin-releasing hormone upon sleep-related growth hormone surge and sleep EEG in man. Neuroendocrinology 48 ; 32-38.

Holsboer F, Grasser A, Friess E et al. (1994) Steroid effects on central neurons and implications for psychiatric and neurological disorders. Ann NY Acad Sci 746 ; 345-359 ; discussion 359-361.

ICSD-2 (2005) The International Classification of Sleep Disorders. 2nd ed. Diagnostic and Coding Manual. In : Medicine AAoS (Ed.) American Academy of Sleep Medicine, Westchester, Illinois.

Kales A, Caldwell AB, Preston TA et al. (1976) Personality patterns in insomnia. Theoretical implications. Arch Gen Psychiatry 33 ; 1128-1134.

Nemeroff CB, Widerlov E, Bissette G et al. (1984) Elevated concentrations of CSF corticotropin-releasing factor-like immunoreactivity in depressed patients. Science 226 ; 1342-1344.

NIH-Consensus-Statement (2005) NIH State-of-the-Science Conference Statement on Manifestations and Management of Chronic Insomnia in Adults. NIH Consens State Sci Statements 22 ; 1-30.

Nofzinger EA, Buysse DJ, Germain A et al. (2004) Functional neuroimaging evidence for hyperarousal in insomnia. Am J Psychiatry 161 ; 2126-2128.

Ohayon MM (2002) Epidemiology of insomnia : What we know and what we still need to learn. Sleep Med Rev 6 ; 97-111.

Orff HJ, Drummond SP, Nowakowski S et al. (2007) Discrepancy between subjective symptomatology and objective neuropsychological performance in insomnia. Sleep 30 ; 1205-1211.

Pigeon WR & Perlis ML (2006) Sleep homeostasis in primary insomnia. Sleep Med Rev 10 ; 247-254.

Riemann D, Voderholzer U, Spiegelhalder K et al. (2007) Chronic insomnia and MRI-measured hippocampal volumes : A pilot study. Sleep 30 ; 955-958.

Spielman AJ, Caruso LS & Glovinsky PB (1987) A behavioral perspective on insomnia treatment. Psychiatr Clin North Am 10 ; 541-553.

Vgontzas AN, Bixler EO, Lin HM et al. (2001) Chronic insomnia is associated with nyctohemeral activation of the hypothalamic-pituitary-adrenal axis : Clinical implications. J Clin Endocrinol Metab 86 ; 3787-3794.

Chapter 4

不眠症の診断と評価
診断基準，診断評価のための質問票などについて

角谷　寛

はじめに

　不眠症の診断には，夜間睡眠における不眠症状に加えて日中の機能低下が必須と考えられるようになってきた（American Academy of Sleep Medicine, 2005）。まず，不眠の診断基準について解説し，つぎにその評価法について述べる。

　不眠の診断には睡眠時間，入眠潜時，中途覚醒などを評価するために脳波や眼電図を含めた睡眠ポリグラフ検査や日中の眠気を測定する MSLT（Multiple Sleep Latency Test：睡眠潜時反復テスト）を行うこともあるが，費用や医療資源の点からも推奨されていない（Schutte-Rodin et al., 2008）。睡眠／覚醒のより簡便な計測機器としてアクチグラム（活動計）があるが保健適応されておらず，臨床現場には普及していない。より安価な万歩計による測定も行われるようになってきており，不眠診療における簡便な睡眠計測機器のさらなる普及が待たれるところである（図1）。

　しかし，不眠の診断と治療には，客観的な睡眠状態の把握のみならず，主観的な症状の評価も重要であり，その点で質問票は有用な手段となる。一施設における臨床症状や経過の評価の際には独自の質問票も有用と考えられるが，他施設，特に海外との比較検討を行う際には，原作者が訳語の検討を行い，さらに信頼性・妥当性の検証された"正規の"日本語版を使用することが望ましい。

　不眠の評価に用いることのできる日本語版の質問票もいくつか

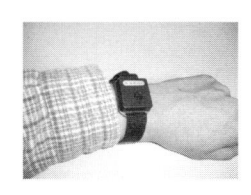

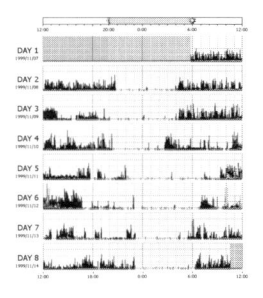

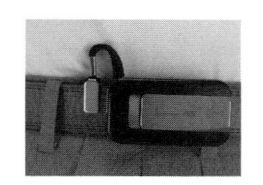

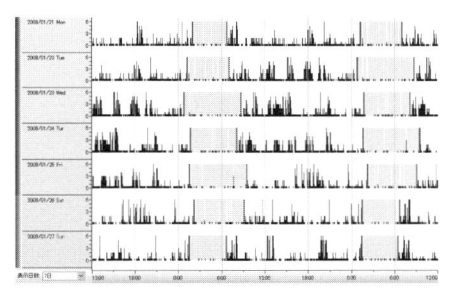

図1 睡眠/覚醒の簡便な計測機器
アクチグラム（左）および万歩計（右）の装着および解析。いずれも1列が48時間で、単位時間当たりの運動量が黒線で示されている。活動量の多い時間帯は覚醒、少ない時間帯は睡眠と推定できる。

(一部写真提供：スズケン、キッセイコムテック)

あり、「Ⅲ　不眠の質問票」（表4）に掲載されたものを中心にそれらの概要を説明する。

Ⅰ　不眠症の診断基準

不眠症の定義は、一般的には「毎晩の実際の睡眠時間の長短にかかわらず、翌朝覚醒時に睡眠に対する不足感が強く、患者自身が身体的、精神的、社会生活上の支障があると判断している状態」とされている（内村、1999）。

2005年に発表された睡眠障害の国際分類（ICSD-2）においては、睡眠障害は8つに大別され、その1つとして「不眠症」という大分類が登場した。さらに不眠症には11の下位分類がもうけられ、それぞれICD-10と照合されている（表1）(American Academy

表1　不眠症の分類

不眠症（ICSD-2）	ICD-10
適応障害性不眠症（急性不眠症）	F51.01
精神生理性不眠症	F51.03
逆説性不眠症	F51.02
特発性不眠症	F51.04
精神疾患による不眠症	F51.05
不適切な睡眠衛生	Z72.821
小児期の行動性不眠症	Z73.81
薬物もしくは物質による不眠症	G47.02
身体疾患による不眠症	G47.03
物質あるいは既知の生理学的症状によらない，特定不能の不眠症（非器質性不眠症，非器質性睡眠障害）	F51.00
特定不能の生理的（器質的）不眠症	G47.00

(American Academy of Sleep Medicine (2005)より改変)

of Sleep Medicine, 2005)。そこで不眠症とは「睡眠のための十分な時間と機会があるにもかかわらず，入眠障害・睡眠維持の障害・早朝覚醒・睡眠の質の問題が繰り返し起こり，その結果，昼間に何らかの問題が生じていること」と定義されている（表2）。

2005年にNational Institute of Health (NIH)から発表された「成人の慢性不眠症に関するレポート（Manifestations and Management of Chronic Insomnia in Adults)」は，多数の論文を解析したメタ解析（多数の研究を統合して解析した系統的総説）であり，成人の慢性不眠症の有病割合・経過・発生率，危険因子や予後，および治療効果や安全性を明らかにすることが目的であった（Buscemi, et al., 2005)。このレポートでは，(1)医療機関に受診している群は一般人口に比べて慢性不眠症の有病割合が高いこと，(2)危険因子としては，高齢者，女性，精神科疾患や心理的問題の存在，低い健康状態などであったこと，(3)慢性不眠の影響として，医療資源の消費，欠勤や仕事の能率の低下，QOLや社会生活水準の低下，記憶や認知の低下および気分の落ち込み等が認められた

表2. 不眠症の定義（ICSD-2）

A. 睡眠の質や維持に関する訴えがある
B. 訴えは適切な睡眠環境下において生じている
C. 以下の日中の機能障害が最低一つ認められる
　1）疲労，倦怠感
　2）注意，集中力，記憶の障害
　3）社会的，職業的問題や，成績不振
　4）気分障害や焦燥感
　5）日中の眠気
　6）意欲，活力，自発性の障害
　7）仕事中，運転中のミスや事故の危険
　8）睡眠不足に伴う緊張，頭痛，消化器症状
　9）睡眠に関する心配や不安

（American Academy of Sleep Medicine（2005）より改変）

こと等が報告されている。

Ⅱ　不眠症の診断

　不眠症の診断のためには，睡眠について総合的に判断する必要がある。すなわち，睡眠の状況，現病歴（→身体因による不眠の鑑別），服薬状況（→薬剤性不眠の鑑別：サプリメントやドリンク剤などを含む），うつ病をはじめとする精神科疾患の既往などを元に判断する必要がある（Schutte-Rodin et al., 2008）。その際に調べる"睡眠の状況"とは，不眠の訴え（後述する不眠の4タイプを含む），眠る前の状況（→環境因による不眠の鑑別のため），睡眠／覚醒のパターン（→睡眠相後退症候群，睡眠相前進症候群などの概日リズム睡眠障害の鑑別のため），不眠以外の睡眠に関連した症状（→睡眠時無呼吸症候群，むずむず脚症候群，周期性四肢運動障害の鑑別のため），日中の状態（→日中の障害が不眠症の必須項目であるため）が含まれる。このような鑑別診断や不

```
                    ┌──────────────┐
                    │ 不眠のタイプ分け │
                    └──────┬───────┘
                           ↓
         ┌─────────────────────────┐  Yes  ┌──────────────┐
         │ 生活習慣や病棟の睡眠環境に問題 ├─────→│ 環境因による不眠 │
         └─────────────┬───────────┘       └──────────────┘
                       ↓
         ┌─────────────────────────┐  Yes  ┌──────────────┐
         │ 身体疾患による睡眠妨害       ├─────→│ 身体因による不眠 │
         │ （疼痛，瘙痒）              │       └──────────────┘
         └─────────────┬───────────┘
                       ↓
         ┌─────────────────────────┐  Yes  ┌──────────────┐
         │ 睡眠を障害しうる薬剤を服用    ├─────→│ 薬剤性不眠    │
         └─────────────┬───────────┘       └──────────────┘
                       ↓
         ┌─────────────────────────┐  Yes  ┌──────────────┐
         │ 頻回の中途覚醒，あるいは過眠   │       │              │
         │ 睡眠中の窒息感              ├─────→│ 睡眠時無呼吸症候群│
         │ 呼吸停止により中断される      │       │              │
         │ 激しいいびき                │       └──────────────┘
         └─────────────┬───────────┘
                       ↓
         ┌─────────────────────────┐  Yes  ┌──────────────┐
         │ 入眠障害，就寝時下肢の異常感覚 ├─────→│ むずむず脚症候群 │
         └─────────────┬───────────┘       └──────────────┘
                       ↓
         ┌─────────────────────────┐  Yes  ┌──────────────┐
         │ 入眠障害，さらに中途覚醒     │       │              │
         │ 睡眠時の下肢不随意運動の自覚  ├─────→│ 周期性四肢運動障害│
         │ 睡眠中の体動の増加          │       │              │
         └─────────────┬───────────┘       └──────────────┘
                       ↓
         ┌─────────────────────────┐  Yes  ┌──────────────┐
         │ 著しい入眠障害と起床困難     ├─────→│ 睡眠相後退症候群 │
         └─────────────┬───────────┘       └──────────────┘
                       ↓
         ┌─────────────────────────┐  Yes  ┌──────────────┐
         │ 早朝覚醒，夕方からの眠気     ├─────→│ 睡眠相前進症候群 │
         │                          │       │（高齢者の早期覚醒）│
         └─────────────┬───────────┘       └──────────────┘
                       ↓
         ┌─────────────────────────┐  Yes  ┌──────────────┐
         │ 中途覚醒                  ├─────→│ 中途覚醒型不眠症 │
         └─────────────┬───────────┘       └──────────────┘
                       ↓
         ┌─────────────────────────┐  Yes  ┌──────────────┐
         │ 入眠障害のみ               ├─────→│ 入眠障害型不眠症 │
         │                          │       │ 精神生理性不眠症 │
         └─────────────────────────┘       └──────────────┘
```

図2　不眠の診断フローチャート

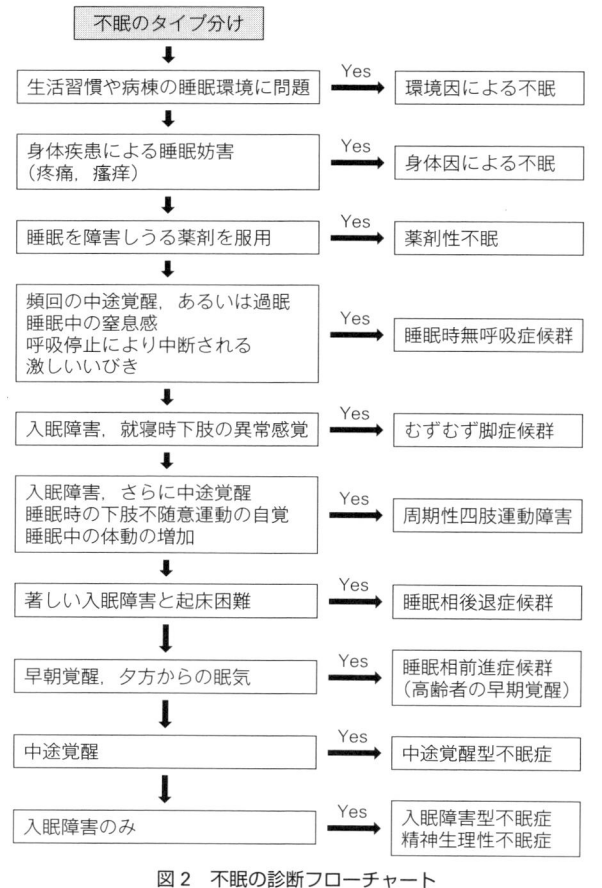

(睡眠障害の診断・治療ガイドライン研究会・内山（2002）より)

眠の原因について問診をもれなく行うために，診断フローチャートが提案されている（図2）(睡眠障害の診断・治療ガイドライン研究会・内山，2002)。

　臨床現場では，症状あるいは原因を元にした分類法が用いられてきた。まず，症状によって，入眠障害，中途覚醒，熟眠障害，

表3 不眠症の訴えの4つのタイプ

入眠障害：寝付くのに長時間（30分以上）を要するもの。
中途覚醒：夜中に何度も（2回以上）目が覚めるもの。夜中に目が覚めて，その後なかなか寝付けない「中途覚醒後の再入眠障害」も含まれる。
熟眠障害：目が覚めたときに熟眠感がないこと。
早朝覚醒：希望の時刻より朝早く（2時間以上）目が覚めてしまう。
注）多くの患者ではこれらがいくつか組み合わされて存在する

早朝覚醒の4つのタイプに分けることができる（表3）（大川・内山，1999；坂本，1999）。また，不眠症の原因はいずれも英語の頭文字がPで始まる「5つのP」に分類できる（内村，1999）。この「5つのP」とは，心理学的原因（Psychological），身体的原因（Physical），精神医学的原因（Psychiatric），薬理学的原因（Pharmacological），生理学的原因（Physiological）の5つである。これらの分類は治療法や薬剤の選択の際に有用であり，広く用いられている。

Ⅲ 不眠の質問票

診断の際に用いる自記式質問票として，(1)併存する疾患についての問診票，(2)エプワース睡眠尺度（ESS）などの眠気の質問票（Johns, 1990），(3)睡眠覚醒時間やその変動を知るための2週間程度の睡眠日誌の3つは必須とされている（Schutte-Rodin et al., 2008）。

ESSの日本語訳として，うとうとする，あるいは，眠ってしまう"頻度"を訊くものが以前は用いられてきたが，原作者に確認したところこれは間違いであり，うとうとする"可能性"を測定するべきであることが判明した。そこで，筆者らは原作者とともに日本語版ESS（JESS）を作成した（福原・竹上・鈴鴨ほか，2006；Takegami et al., in press）。このJESSはWEB上で公開され

表4 不眠および治療評価の際に用いられる質問票

質問票	内 容
エプワース睡眠尺度（ESS）	8項目，主観的眠気
ピッツバーグ睡眠質問票（PSQI）	24項目，睡眠全般の質
アテネ不眠尺度（AIS）	8項目，睡眠障害の自己評価
不眠重症度質問票（ISI）	7項目，患者の不眠の知覚
睡眠に対する非機能的な信念と態度質問票（DBAS）	28項目，睡眠に関する否定的認識
セントマリー病院睡眠質問票（SMHSQ）	14項目，日々の睡眠の質の変化
ベックうつ尺度（BDI）	21項目，うつの評価
SF-36	36項目，健康関連QOL
疲労深刻度尺度（FSS）	9項目，日中の疲労

ている（http://www.i-hope.jp）。

　ベースラインの不眠の状態および治療経過を評価するためには，不眠に関する各種の質問票も有用である（表4）。ここでは，代表的質問票のいくつかについて解説する。

　過去1カ月の睡眠とその質を評価するために開発された自記式質問票に「ピッツバーグ睡眠質問票（PSQI）」がある（土井・箕輪・内山・大川，1998；Buysse et al., 1988）。睡眠を時間だけでなく質や日常生活における支障の程度も併せて総合的に評価することのできる尺度であり，国内外で汎用されている。

　北米や日本を中心に睡眠薬を開発する際に汎用されてきた不眠尺度に「アテネ不眠尺度（AIS）」がある。ICD-10に従って作成された世界共通の不眠症判定法で，8つの質問に対する回答を最大24点で数値化し，6点以上で不眠の可能性ありとされる（Soldatos et al., 2000）。世界10カ国で同時にこの質問票を用いた調査報告があり，本邦は世界で最も睡眠時間が短いことが示された（Soldatos et al., 2005）。しかし不眠症状の自覚は他国と大きな違いは認められず，本邦は実情に比べて自覚症状が乏しい可能性もあろう。

不眠患者の治療効果を評価するためには，睡眠潜時や睡眠時間といった客観的指標に加えて，不眠の主観的重症度を評価する必要もある。「不眠重症度質問票（ISI）」は，過去2週間の不眠症状について問うもので，7項目（各0〜4点）からなり，合計10点以上で不眠の可能性ありと判断される（Morin, 1993；宗澤・Morin・井上・根建，2009）。

　不眠治療，特に認知行動療法を行う際には，その症状や重症度のみならず，不眠症患者自身の睡眠に対する考え方（信念）と行動の仕方（態度）を把握しておくことが重要と考えられる。「睡眠に対する非機能的な信念と態度質問票（DBAS）」（Morin, 1993）はその目的に適した質問票である。いくつかのバージョンがあるが，そのうち16項目版（各項目0〜10点）が日本語化されている（Morin, Vallières & Ivers, 2007；宗澤・Morin・井上・根建，2008）。

　過去24時間の不眠を評価するための質問票に「セントマリー病院睡眠質問票（SMHSQ）」がある。これは入院中の患者の睡眠に関する問題を評価するために開発された自記式質問票である。日々の睡眠の質の変化を評価するのに適している（Ellis, Johns, Lancaster et al., 1981；睡眠障害の診断・治療ガイドライン研究会・内山，2002）。

　睡眠日誌は日常の睡眠習慣や生活リズムを把握するために比較的長期間にわたり毎日行う自己記録であり，その書式にはさまざまなものがあるが（図3），起床時刻と就床時刻は全ての書式に含まれている必須の項目である。

おわりに

　不眠症は最も多い睡眠障害の一つであるが，その診断のためには睡眠障害の総合的判断が必要であり，もれなく鑑別診断を行う必要がある。

　診断や経過観察に有用な不眠の質問票は代表的なものだけで数

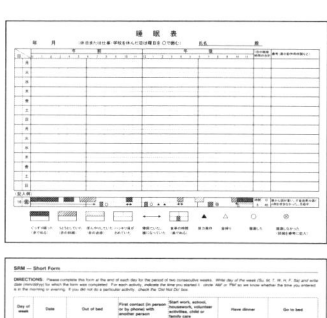

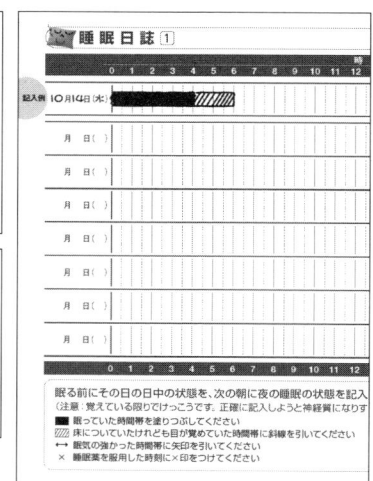

図3 睡眠日誌
SRM-5（睡眠障害の診断・治療ガイドライン研究会・内山（2002）より）

種類ある。ただし，それぞれ作成された目的が異なっており，使用する際には適したものを選択することが望ましい。

文　献

American Academy of Sleep Medicine (ed.) (2005) ICSD-2-International Classification of Sleep Disorders. 2nd ed. : Diagnostic and Coding Manual. American Academy of Sleep Medicine, Westchester IL.

Buscemi N, Vandermeer B, Friesen C, Bialy L, Tubman M, Ospina M, Klassen TP & Witmans M. (2005) Manifestations and Management of Chronic Insomnia in Adults. Evidence Report / Technology Assessment No. 125. (Prepared by the University of Alberta Evidence-based Practice Center, under Contract No. C400000021.) AHRQ Publication No. 05-E021-2. Rockville, MD : Agency for Healthcare Research and Quality. June 2005.

Buysse DJ, Reynolds III CF, Monk TH et al. (1988) The Pittsburgh sleep quality index : A new instrument for psychiatric practice and research. Journal of Psychiatric Reserch 28-2 ; 193-213.

土井由利子・箕輪眞澄・内山真・大川匡子（1998）ピッツバーグ睡眠質問票

日本語版の作成．精神科治療学 13 ; 755-763.

Ellis BW, Johns MW, Lancaster R et al. (1981) The St.Mary's Hospital sleep questionnaire : A study of reliability. Sleep 4 ; 93-97.

福原俊一・竹上未紗・鈴鴨よしみほか（2006）日本語版 the Epworth Sleepiness Scale (JESS) ── これまで使用されていた多くの「日本語版」との主な差異と改訂．日呼吸会誌 44-1 ; 896-898.

Johns MW (1990) A new method for measuring daytime sleepiness : The epworth sleepiness scale. Sleep 14 ; 540-545.

Monk TH, Frank E, Potts JM & Kupfer DJ (2002) A simple way to measure daily lifestyle regularity. J Sleep Res 11 ; 183-190.

Morin CM (1993) Insomnia : Psychological Assessment and Management. Guilford Press, New York.

Morin CM, Vallières A, Ivers H (2007) Dysfunctional beliefs and attitudes about sleep (DBAS) : Validation of a brief version (DBAS-16). Sleep 30 ; 1547-1554.

宗澤岳史・Morin CM・井上雄一・根建金男（2008）日本語版 DBAS-16 (The dysfunctional beliefs and attitudes about sleep) の開発．不眠研究 2008 ; 35-36.

宗澤岳史・Morin CM・井上雄一・根建金男（2009）日本語版不眠重症度質問票の開発．精神科治療学 24 ; 219-225.

大川匡子・内山真（1999）不眠症状．In：太田龍朗・大川匡子・塩澤全司編：臨床睡眠医学．朝倉書店，pp.13-18.

坂本哲郎（1999）不眠症の分類．In：菱川康夫・村崎光邦編：不眠症と睡眠障害．診療新社，大阪，pp.91-95.

Schutte-Rodin L, Broch D, Buysse C & Dorsey M (2008) Sateia : Clinical guideline for the evaluation and management of chronic insomnia in adults. J Clin Sleep Med 4-5 ; 487-504.

Soldatos CR, Dikeos DG, Paparrigopoulos. TJ (2000) Athens Insomnia Scale : Validation of an instrument based on ICD-10 criteria. Journal of Psychosomatic Research 48 ; 555-560.

Soldatos CR, Allaertb FA, Ohtac T, Dikeos DG (2005) How do individuals sleep around the world? : Results from a single-day survey in ten countries. Sleep Medicine 6 ; 5-13.

睡眠障害の診断・治療ガイドライン研究会・内山真編（2002）睡眠障害の対応と治療ガイドライン．じほう，東京．

Takegami M, Suzukamo Y, Wakita T et al. (in press) Development of a Japanese Version of the ESS (JESS) Based on Item Response Theory. Sleep Medicine.

内村直尚（1999）不眠症の原因5つのP．In：菱川康夫・村崎光邦編：不眠症と睡眠障害．診療新社，大阪，pp.109-123.

Chapter 5

不眠症の薬物療法

山寺 亘・伊藤 洋

はじめに

不眠・過眠にかかわらず，睡眠障害の治療は，生物学的・心理学的・社会学的な所見を通して原因を究明し，それを除去することを目標とする。ベンゾジアゼピン系睡眠薬によって，睡眠障害の治療が簡便になったという見解がある一方で，強調されなければならないのは，睡眠薬による薬物療法はごく一部の適応を有するに過ぎない，という点である。全ての睡眠障害に共通する対応の第一歩は，睡眠衛生に基づく問診と生活指導である。

不眠という症候から不眠症という診断を導くのに，睡眠障害国際分類第2版（ICSD-2；American Academy of Sleep Medicine, 2005）は「適切な睡眠環境下において，睡眠の質や維持に関する訴えがあり，これに基づいて日中の機能障害が認められる」ことを求めている（American Academy of Sleep Medicine, 2005）。この全般基準は症候論的な定義であり，不眠症をもたらす原因別に，11の下位分類が記載されている（American Academy of Sleep Medicine, 2005）。精神科医療の従来診断で用いられる，いわゆる「不眠症」（神経質性不眠症）は，米国精神医学会（APA）による『DSM-IV-TR（精神疾患の診断・統計マニュアル）』の原発性不眠症（primary insomnia）(American Psychiatric Association, 2000) にほぼ該当し，ICSD-2における精神生理性不眠症（psychophysiological insomnia：PPI），逆説性不眠症，特発性不眠症を合わせた概念であると考えられる（山寺・伊藤・小曽根ほか, 1999）。

「不眠症」の中核であるPPIの有病率は，ICSD-2によると一般人口の1〜2%と推定され（American Academy of Sleep Medicine, 2005），本邦の精神科睡眠障害専門外来の患者統計（山寺・佐々木・伊藤ほか，1996）では，全体の30%弱を占める。その治療は，睡眠衛生指導が第一選択となる。薬物療法は，あくまでも補助的に必要最小限に併用されるべきである。不眠症患者の多くは睡眠薬への警戒心が強く，投与開始時には薬剤の性質や用法を十分に説明する必要があり，また，睡眠薬の安易な投与は，睡眠薬依存性睡眠障害へ進展する危険がある。しかしながら，実際の一般臨床上は，睡眠薬投与のみにて長期にわたり対処されることが少なくないといわざるをえない。

　本稿では，著者らが精神科医療として接してきた不眠症の臨床特徴と治療実態を紹介し，不眠症に対する治療，特に薬物療法を概説する。

I　当院における精神生理性不眠症に関する臨床特徴と治療実態（伊藤・山寺・佐藤ほか，2008）

1. 精神科睡眠障害専門外来における精神生理性不眠症

　1992〜2003年の12年間に，東京慈恵会医科大学附属病院精神神経科睡眠障害専門外来を初診した患者は，1,659例であった。性別は，男性1,030例（62.1%），女性629例（37.9%）であり，初診時平均年齢は39.7±16.7歳（以下，数値は平均±標準偏差で表す），範囲1〜93歳，男性39.2±16.1歳，女性40.5±17.7歳であった。

　診断不能例を除外し，専門外来において治療が継続された1,190例（男性／女性：752／438，平均年齢40.3±16.6歳）について，ICSD-2によって診断を確定し分類すると，主な確定診断は，精神生理性不眠症（317例；26.6%），精神疾患に伴う睡眠障害（292例；24.5%，気分障害，適応障害，統合失調症な

ど),睡眠関連呼吸障害 (181 例;15.2%),概日リズム睡眠障害 (127 例;10.7%) およびその他 (ナルコレプシー,睡眠関連運動障害など) で構成されていた。精神科睡眠障害専門外来の ICSD-2 診断として,PPI が最も多数を占めている。

2. 精神生理性不眠症の臨床特徴と治療実態

PPI 患者 317 例は,男性 151 例 (47.6%),女性 166 例 (52.3%) からなり,受診時年齢 49.6 ± 16.3 歳,初発年齢 45.5 ± 16.5 歳,受診前期間 4.1 ± 5.7 年を示し,これらに性差は認められなかった。そして,薬物療法として,睡眠薬 (ベンゾジアゼピン受容体作動薬:BZP) が 84.2% (267 例) に投与されていた。その他,日中の抗不安薬投与 44 例 (13.8%),眠前の抗うつ薬投与 37 例 (11.7%),抗精神病薬併用 6 例 (1.9%) など,多様な薬物投与がなされており,薬物投与なしに睡眠衛生指導や精神療法のみで治療・経過観察されたのは,17 例 (5.4%) にとどまった。また,BZP のみに注目しても,BZP 単剤投与例が 161 例 (50.8%) であるのに対して,2 剤以上の併用例は,106 例 (33.4%) に認められた。当院は精神科主体の睡眠医療専門機関であり,他施設からの紹介で重症・難治性の PPI が多く受診するという特殊性を差し引いても,本邦における PPI に対する薬物療法の実態は,BZP 中心の多剤併用によって特徴付けられているといえよう。

そこで,当院において過去 2 年間 (2002 〜 2003 年) に治療された PPI 患者 76 例について,8 週間以上外来通院が継続した時点での治療効果を,患者本人の主観による睡眠に関する満足度の向上を判定基準として,改善群と不変あるいは悪化群に分類して比較検討した。その結果,不変あるいは悪化群は 18 例 (23.7%) であり,改善群と不変あるいは悪化群で,発症年齢,受診時年齢,受診前期間に差異を認めなかった。そして,その薬物療法において,不変あるいは悪化群に比較して改善群では,総投与薬剤数 (改善群:1.4 ± 0.9 剤,不変あるいは悪化群:0.9 ± 1.2 剤),BZP

投与数（改善群：1.3 ± 0.9 剤，不変あるいは悪化群：0.4 ± 0.5 剤）が多く，最終受診時における BZP 力価換算量（改善群：1.3 ± 1.0mg，不変あるいは悪化群：0.5 ± 0.7mg，フルニトラゼパム 1mg 換算）も高用量が投与されていた（Mann-Whitney の U 検定）。

　これは，PPI に対する外来治療によって，75% 以上の症例で自覚的軽快が得られ，適切な睡眠衛生指導の下，充分な薬物療法を施行することが，PPI 患者の睡眠に関する満足感を高める可能性を示唆している。その一方で，不変あるいは悪化群については，薬物の副作用や患者本人の抵抗感などから，充分な薬物療法が施行されなかった可能性があると示唆された。不眠症に対する薬物投与は，あくまでも睡眠衛生指導を主とした非薬物療法を補助する対処療法ではあるが，必要最小限かつ必要十分に併用される必要があると考えられる。

　以下，厚生労働省精神・神経疾患研究委託費「睡眠障害医療における政策医療ネットワーク構築のための医療機関連携のガイドライン作成に関する研究」を通して，本邦の一般医療機関，精神科医療機関および睡眠医療専門機関において活用されることを目的に 2008 年に作成された「不眠症診断・治療・医療連携ガイドライン」（山寺・伊藤・井上ほか，2008）に沿って，不眠症の治療，特に薬物療法を中心に概説する。

II　不眠症に対する薬物療法
1．薬物療法の前に重要な不眠症の鑑別診断

　不眠症に対する薬物療法の適応判断や薬物選択の前に最優先されるのは，その鑑別診断である。不眠を主訴とする患者に対して，睡眠衛生に則づく詳細な問診と，可能な範囲でピッツバーグ睡眠質問票（Pittsburgh Sleep Quality Index：PSQI），エプワース眠気尺度（Epworth Sleepiness Scale：ESS），睡眠日誌（sleep diary, 2 週

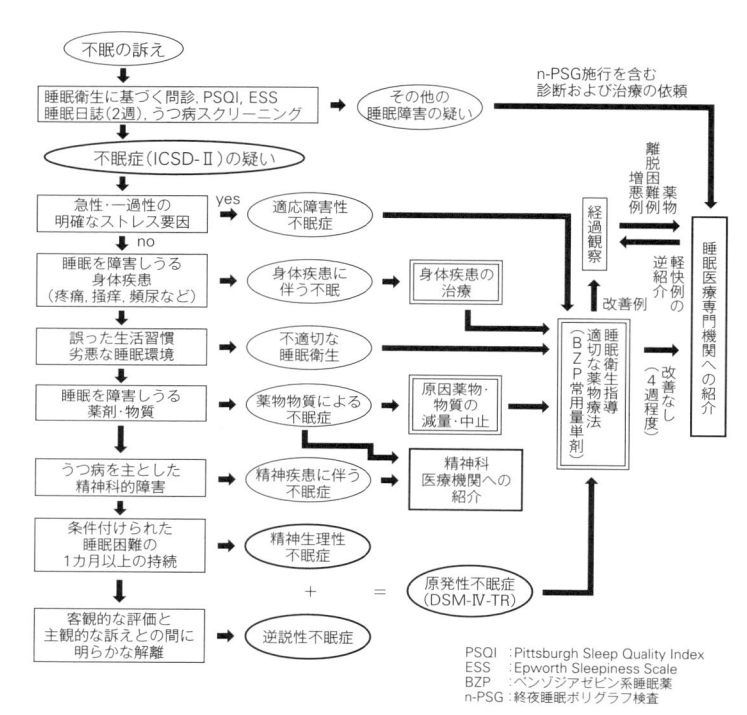

図1 一般医療機関における不眠症診断・治療・医療連携ガイドライン
山寺・伊藤・井上ほか（2008）を一部改変

間程度）を施行・評価し，不眠症以外の睡眠障害を除外する必要がある。睡眠関連呼吸障害あるいは睡眠関連運動障害が疑われれば，睡眠医療専門機関へ終夜睡眠ポリグラフ検査（n-PSG）を依頼すべきであり，閉塞型睡眠時無呼吸症候群に対する睡眠薬の投与は，睡眠障害を悪化させる可能性が高い。また，不眠症と睡眠関連呼吸障害・睡眠関連運動障害の並存例や，不眠症から睡眠薬あるいはアルコール依存性睡眠障害への移行例など，専門的な対応を要する複雑な病態にも留意する必要がある。

　患者がICSD-2の不眠症全般基準を満たす場合，各不眠症の鑑別は，基本的にICSD-2の下位分類に準拠して図1の順に行う。

その際に,不眠症状に潜在する精神疾患を見逃してはならない。ほとんど全ての精神疾患は,睡眠障害を伴いうる。精神疾患に伴う不眠症として,うつ病性障害の鑑別が特に重要である。自殺予防の観点からも,うつ病性障害が疑われる場合には,精神科医療機関における治療が優先される。一般医療機関においてうつ病性障害をスクリーニングする際には,2項目質問紙法(日本医師会,2008)が簡便で使用しやすい。抑うつ気分と興味や喜びの喪失について,患者が正確に回答し,2項目に該当する場合,うつ病性障害のほぼ90%が抽出可能であると考えられている。

2. 不眠症治療の原則

充分な睡眠衛生指導を前提として,必要に応じて適切な薬物療法を施行するのが,不眠症治療の原則である。睡眠衛生指導とは,不眠症患者へ睡眠に関する正しい知識を与え,患者自身が質の良い睡眠をとることができるように生活上の条件を整え,睡眠に対して有利に作用する日常生活上の工夫を実践するものである。詳細は他稿に譲るが,その具体例は,厚生労働省委託研究班による「睡眠障害対処12の指針」(睡眠障害の診断・治療ガイドライン研究会・内山,2002)にまとめられている。特に,心理学的要因を契機として発症する不眠症であるPPIに対しては,睡眠についての正しい理解を持つように指導することが最も重要である。睡眠衛生指導を通して,学習された睡眠妨害連想に関する認知を再構成することを治療の目標とする。睡眠衛生指導に際して治療者に求められるのは,患者への傾聴(よく聞く),受容(つらさを受け止める)そして共感(共に悩む)といった精神療法的姿勢であることはいうまでもない。また,睡眠衛生指導の施行は,一般医療機関において徹底されることが望ましい。つまり,「かかりつけ医」の方が患者の身体状況や生活環境を全人的に把握しやすく,より具体的な指導が早期に可能であり,その結果,薬物投与に至らず睡眠衛生指導のみにて治療が終結する症例も少なく

ないことを周知すべきである。

　薬物療法は，睡眠衛生指導の補助として，患者の快適な日常生活を獲得する目的で導入される対処療法である。適切な薬物療法とは，BZPの眠前単剤常用量投与を指す。従来より，不眠症治療におけるBZPの投与は，不眠症の急性あるいは慢性にかかわらず，4週間以下に限られるべきであると述べられてきた。しかしながら，最近の研究では，慢性不眠症患者に対するBZP投与について，一定期間以上経過後に機械的に中止する必要性に関する医学的根拠は乏しく，BZPの長期使用における治療効果・副作用・安全性について，その治療用量内の有用性が改めて指摘されている（内山，2007）。

3．薬物療法の実際 —— 睡眠薬の使用上の注意

　(1) 一般医療機関における薬物療法として，睡眠薬（BZP，非BZPも含む）の眠前単剤常用量投与を原則とする。BZPは，投与後の血中消失半減期を基準として，表1のように分類される。

　BZPは，非BZPを主として改良が重ねられており，本邦においても近日中に，ゾピクロンの中枢作用を担うS-異性体を単離したエスゾピクロンや，ゾルピデムの徐放製剤でより長い有効血中濃度が持続するゾルピデムCRが上市される可能性が高い（内山，2007）。また，選択的メラトニンMT1・MT2受容体作動薬であるラメルテオンは，GABA神経系を介さずに入眠促進作用を有し，乱用や依存性が生じず，筋弛緩作用や記憶障害も認めない薬物として期待されている。本剤は，メラトニンMT2受容体を介して生体時計に作用して，概日リズム調整作用も併せ持つと考えられている（内山，2007）。

　(2) 作用特性（血中消失半減期あるいは受容体選択性）に関する知識を習熟して，BZPを使い分ける必要がある。一般的には，主訴である不眠の現象型（入眠障害，中途覚醒，熟眠障害，早朝覚醒など）と，患者の年齢，不眠に対する不安の程度や身体状況

表1 血中消失半減期による主なベンゾジアゼピン系と
非ベンゾジアゼピン系*睡眠薬の分類

作用時間	一般名	主な商品名	臨床用量（mg）	半減期（時間）
超短時間作用型	ゾルピデム***	マイスリー***	5～10	2
	ゾピクロン**	アモバン**	7.5～10	4
	トリアゾラム	ハルシオン	0.125～0.5	2～4
短時間作用型	エチゾラム*	デパス*	1～3	6
	ブロチゾラム*	レンドルミン*	0.25～0.5	7
	リルマザホン	リスミー	1～2	10
	ロルメタゼパム	ロラメット, エバミール	1～2	10
中間時間作用型	ニメタゼパム	エリミン	3～5	21
	フルニトラゼパム	サイレース, ロヒプノール	0.5～2	24
	エスタゾラム	ユーロジン	1～4	24
	ニトラゼパム	ベンザリン, ネルボン	5～10	28
長時間作用型	クアゼパム	ドラール	15～30	36
	フルラゼパム	ダルメート, ベノジール	10～30	65
	ハロキサゾラム	ソメリン	5～10	85

*：チエノトリアゾロジアゼピン系　**：シクロピロロン系　***：イミダゾピリジン系

を勘案して，表2のような組み合わせで薬物を選択することが推奨されている（睡眠障害の診断・治療ガイドライン研究会・内山，2002）。しかしながら，血中消失半減期には個人差が大きく，実際のGABA受容体への作用時間との相関には，不明な点もある（青木・伊藤，2006）。また，個人の身体状況（脱水，低栄養，電解質異常，循環動態，肝腎機能障害）に応じて，薬物の吸収・代謝・排泄が変化し，年齢によっても異なることを忘れてはならない。そして，より短時間作用型で抗不安作用に関与するω2受容体に親和性の高いBZPの方が，耐性や依存性が形成されやすいと考えられており，注意が必要である（青木・伊藤，2006）。

表2 不眠症患者の状態に応じた睡眠薬の選択例

患者の状態	入眠障害	睡眠維持障害 （中途覚醒・ 早朝覚醒）
・脱力・ふらつきが出やすい高齢者など ・不眠に対する不安が弱い 　➡抗不安作用・筋弛緩作用が弱い薬物	ゾルピデム ゾピクロン 　　　など	クアゼパム
・不眠に対する不安が強い ・肩こりなどを伴う 　➡抗不安作用・筋弛緩作用を有する薬物	トリアゾラム エチゾラム ブロチゾラム 　　　など	フルニトラゼパム エスタゾラム ニトラゼパなど
・腎機能障害・肝機能障害を伴う 　➡代謝産物が活性を持たない薬物	ロルメタゼパム	ロラゼパム

睡眠障害の診断・治療マニュアル研究会・内山（2002）を一部改変

　(3) 副作用に対する注意とその対応法（表3），および薬物相互作用（表4）に関する知識を習得し，これらを考慮して薬物を調整する必要がある。特に，BZPとアルコールの併用禁止は，必ず徹底されるべきである（睡眠障害の診断・治療ガイドライン研究会・内山，2002）。

　(4) BZPの多剤併用に陥る前に，抗うつ薬の使用（ミアンセリン，トラゾドン，ミルタザピンなどへの変更あるいは併用）を考慮すべきである。多くの鎮静系抗うつ薬は，そのレム睡眠抑制作用，睡眠維持作用，睡眠深度維持作用から，不眠症の夜間睡眠に対して有利に作用すると考えられている（青木・伊藤，2006）。ただし，抗うつ薬投与を考慮する際には，治療の場を，抗うつ薬による薬物療法の経験が豊富な精神科医療機関あるいは睡眠医療専門機関へ移すことが好ましい。なぜなら，不眠症治療における抗うつ薬の有用性は，あくまでも経験的な知見であり，BZPでいう持ち越し効果であるところの残遺性の鎮静を始めとした起立性低血圧，脱力，心毒性などの副作用に細心の注意が必要だからである（内山，2007）。

表3 睡眠薬の主な副作用と副作用発現時の対策

	症　状	対　策
持ち越し効果	日中の眠気，ふらつき，脱力，頭痛，倦怠感	・睡眠薬の減量 ・短時間作用型への変更
記憶障害	前向性健忘（服用後から入眠まで，中途覚醒時，翌朝覚醒時などの出来事の健忘）	・アルコールとの併用禁止 ・必要最小限の服用量 ・服用後は速やかに就床
早朝覚醒・日中不安	早朝に目が覚める，連用時に日中の不安が増強する	・より長時間作用型への変更
反跳性不眠・退薬症状	睡眠薬連用後，急激な中断で以前よりさらに強い不眠が出現 不安・焦燥，振戦，発汗，まれに痙攣	・ω1選択性睡眠薬の使用 ・睡眠薬の漸減 ・漸減困難な場合は，長時間作用型へ置換後の漸減
筋弛緩作用	ふらつき，転倒（特に高齢者で出現しやすい）	・高齢者ではω1選択性睡眠薬など，筋弛緩作用の少ない薬物を使用する
奇異反応	不安・緊張の亢進，興奮・攻撃性の増加，錯乱状態	・睡眠薬の減量 ・アルコールとの併用禁止

睡眠障害の診断・治療マニュアル研究会・内山（2002）を一部改変

（5）高齢者における副作用の出現を最小限に予防するため，BZPの慎重な投与が必要であり，その指針として，①半減期の短い薬物（活性代謝産物を持たない），②筋弛緩作用の少ない薬物，③初期投与量は通常の1/2～2/3程度，④トイレに行く際は点灯を促す，などがあげられている（青木・伊藤，2006）。

（6）軽快後の適切な薬物中止計画（睡眠障害の診断・治療ガイドライン研究会・内山，2002）

治療の結果，患者の不眠感の改善および不眠に対する恐怖心の軽減が認められ，患者の生活環境に睡眠衛生上の問題がなく，睡眠薬の減量に伴って出現しうる反跳性不眠や退薬症候の説明に対しても強い不安が出現しないことを確認した上で，BZPの減量・中止を開始すべきである。BZPを1カ月以上常用した後に中止する場合は，少なくとも数カ月をかけての慎重な中止を心掛ける。

表4　睡眠薬と他の薬剤との相互作用

1. 効果の減弱		
消化管での吸収を抑制	制酸剤	
BZPの代謝を促進して血中濃度を低下させる	抗結核薬	リファンピシン
	抗てんかん薬	カルバマゼピン,フェニトイン,フェノバルビタール
2. 効果の増強		
中枢神経系に抑制的に作用する薬剤	抗ヒスタミン薬,バルビツール酸系薬剤,三環系・四環系抗うつ薬,エタノール（アルコール）	
BZPの代謝を阻害して血中濃度を上昇させる	抗真菌薬	フルコナゾール,イトラコナゾール
	マクロライド系抗生物質	クラリスロマイシン,エリスロマイシン,ジョサマイシン
	カルシウム拮抗薬	ジルチアゼム,ニカルジピン,ベラパミル
	抗ウイルス薬	インジナビル,リトナビル
	抗潰瘍薬	シメチジン
	選択的セロトニン再取り込み阻害薬（SSRI）	フルボキサミン,パロキセチン,セルトラリン
	食物として	グレープフルーツジュース

睡眠障害の診断・治療マニュアル研究会・内山（2002）を一部改変を一部改変

　その実際は，長時間作用型BZPでは休薬期間を徐々に延ばしていく隔日法が，短時間作用型BZPでは投与量を徐々に減らしていく漸減法が基本となる。両者を組み合わせて，薬剤量を3/4〜1/2に漸減してから隔日の投与に移行させるのが最も合理的である。また，高力価の超短時間作用型BZPで漸減法が困難な場合には，いったん長時間作用型BZPや抗不安薬に置換してからの中止を試みる。

　（7）一般医療機関において，4週間前後の経過観察・薬物調整によっても改善しない治療抵抗例や，経過良好であっても薬物離

脱困難例や経過観察後の増悪例については，診断の見直しや薬物調整を目的に，また，認知行動療法などの精神療法の導入を視野に入れて，睡眠医療専門機関へ紹介する。そして，睡眠医療専門機関における治療が奏効した症例は，一般医療機関あるいは精神科医療機関に逆紹介されて，慎重な経過観察を経て治療の終結に至ることが望ましい（図1）。

おわりに

不眠症の薬物療法について，精神科主体の睡眠医療専門機関における治療実態を概観し，特に，一般医療機関において求められる睡眠薬による薬物療法上の注意点を概説した。ICSD-2の不眠症は，いわゆる「睡眠障害の5P分類」でいうところの，身体的・生理学的・心理学的・精神医学的・薬理学的のいずれをも原因としうる広範な概念を抱合している。潜在的な未治療患者を含めた有病率の高さを考えれば，不眠症医療の担い手は，一般医療機関，精神科医療機関，睡眠医療専門機関の全てに跨っており，各医療機関同士の緊密な連携が必要不可欠であると考える。その中で，睡眠医療（睡眠医歯薬学）として不眠症治療の水先案内をするのは，睡眠学と精神医学が融合する領域（睡眠精神医学）（大川，2007）に他ならない。本邦における慢性不眠症患者に対する集団認知行動療法の普及と共に，安全かつ有効な薬物の開発およびその合理的な使用法の確立が必要であり，睡眠精神医学の中でも，精神薬理学的研究のより一層の発展が望まれるところである。

文献

American Academy of Sleep Medicine (2005) The International Classification of Sleep Disorders. 2nd ed. (ICSD-2) : Diagnostic and Coding Manual. American Academy of Sleep Medicine, Westchester.

American Psychiatric Association (2000) Diagnostic and Statistical Manual of

Mental Disorders. 4th ed. : Text Revision (DSM-IV-TR). American Psychiatric Association, Washington DC.

青木公義・伊藤洋（2006）睡眠障害に用いる薬物の特徴と使い方．In：上島国利編：睡眠障害診療のコツと落とし穴．中山書店，東京，pp.34-36.

伊藤洋・山寺亘・佐藤幹ほか（2008）不眠症の標準検査・診断・治療ガイドラインに関する研究——当院における精神生理性不眠症の臨床特徴と治療実態の検討から．厚生労働省精神・神経疾患研究委託費「睡眠障害医療における政策医療ネットワーク構築のための医療機関連携のガイドライン作成に関する研究」．平成17〜19年度総括研究報告書．pp.143-145.

日本医師会編（2008）自殺予防マニュアル第2版——地域医療を担う医師へのうつ状態・うつ病の早期発見と対応の指針．明石書店，東京．

大川匡子（2007）「睡眠精神医学」の現状と発展に向けて．精神医学49；463-470.

睡眠障害の診断・治療ガイドライン研究会・内山真編（2002）睡眠障害の対応と治療ガイドライン．じほう，東京．

内山真（2007）不眠症とその近接領域．精神医学49；487-498.

山寺亘・伊藤洋・小曽根基裕ほか（1999）森田療法と睡眠衛生．森田療法学会雑誌10；107-115.

山寺亘・伊藤洋・井上雄一ほか（2008）不眠症の診断・治療・連携ガイドライン．睡眠医療2；285-289.

山寺亘・佐々木三男・伊藤洋ほか（1996）睡眠覚醒障害を主訴とした外来患者の臨床的研究．精神医学38；363-370.

Chapter 6

不眠症の認知行動療法の手技

宗澤　岳史

はじめに

　これまでの章で述べてきたように，不眠症は一般臨床においてよくみられる問題であり，近年は非薬物療法のニーズが高まっている。不眠症に対する非薬物療法の中でも，認知行動療法（Cognitive Behavior Therapy：CBT）は現在最も注目されている治療法である。

　不眠症は心理的要因，例えば，条件付け的覚醒，不適切な睡眠習慣と睡眠スケジュール，睡眠とその結末に対する非機能的，占有された考えなどによって生起し，維持される（Morin & Espie, 2003）。不眠症に対する認知行動療法（Cognitive Behavior Therapy for Insomnia：CBT-I）はこれらの認知的，行動的な問題を解決することにより，不眠症の治療を行う非薬物療法である。近年，CBT-IはRandomized Control Studyやmeta analysisによって，その効果が実証されており（Edinger et al., 2001；Espie et al., 1994），一部では薬物療法よりも効果があったとの報告も存在する（Sivertsen et al., 2006）。さらにCBT-Iは不眠症状の改善だけでなく，睡眠薬の減薬／中止を助ける効果も報告されており（Baillargeon et al., 2003），睡眠薬の慢性使用の問題を解決する方法として期待されている。

　CBT-Iの治療手技は主に3つの要素に大別される。1つは睡眠に関する基本的な習慣の修正を目的とした「睡眠衛生指導」，2つ目に行動理論を背景とした「行動療法」，そして不眠症者の認

知的側面を扱う「認知療法」である。なお，認知行動療法ではさまざまな治療手技が用いられるが，それらは個々に独立するものではなく，相互作用的に働くことで統合的な治療効果を期待するものである。これはCBT-Iでも同様であるが，本章では各治療手技の理論的背景を説明することを重視し，節ごとに治療手技を分けて紹介することとする。

Baillargeon L, Landreville P, Verreault R, Beauchemin J-P, Grégoire, J-P & Morin CM (2003) Discontinuation of benzodiazepines among older insomniac adults treated through cognitive-behavioral therapy combined with gradual tapering : A randomized trial. Journal Canadian Medical Association 169 ; 1115-1120.

Edinger JD, Wohlgemuth WK, Radtke RA, Marsh GR & Quillian RE (2001) Cognitive Behavioral therapy for treatment of chronic primary insomnia : A randomized controlled Trial. JAMA 285 ; 1856-1864.

Espie CM, Culbert JP & Schwartz MS (1997) Non-pharmacological interventions for 1. Simon G & VonKorff M : Prevalence, burden and treatment of insomnia in primary care. American Journal of Psychiatry 154 ; 1417-1423.

Morin CM & Espie CA (2003) Insomnia : A Clinical Guide to Assessment and Treatment. Kluwer Academic/Plenum Publishers, New York.

Sivertsen B, Omvik S et al. (2006) Cognitive behavioral therapy vs zopiclone for treatment of chronic primary insomnia in older adults : A randomized controlled trial. JAMA 28 ; 2851-2858.

Section 1 睡眠衛生教育

松下　正輝・宗澤　岳史

I　睡眠衛生教育

　近年，健康に対する意識が高まり，睡眠についても多くの情報を得られるようになった。しかし，なかには誤った知識や誤解を与える情報も混在している。睡眠衛生教育は，睡眠に関する生活習慣や外的環境要因，例えば適度な睡眠時間や日中の過ごし方，嗜好品，睡眠環境などの事項について，正しい知識を提供し，誤った知識や習慣を修正することで，睡眠の問題を改善させようとする試みである（Hauri 1977；Zarcone, 2005）。

　これまで，本邦では，睡眠障害の対応と治療ガイドライン（内山，2002）において，睡眠障害対処12の指針が編纂されている（表1）。この指針は，生活に取り入れやすい具体的な習慣で構成されており，基本的な睡眠についての知識がわかりやすく説明されている。本節では，不眠症に対する睡眠衛生教育について，睡眠障害12の指針を元に解説する。

II　生体リズムの規則性の確保
1．光の利用と調節

　人間には約1日を周期とする概日リズムが存在する。深部体温やメラトニンなどのホルモンがその具体例であり，深部体温（直腸温など）は午後から夕方にかけて最も高くなり，その後低下する（Van Someren, 2000）。また，メラトニンは夕方以降，分

表1 睡眠障害対処12の指針

1　睡眠時間は人それぞれ，日中の眠気で困らなければ十分
　　　睡眠の長い人，短い人，季節でも変化，8時間にこだわらない
　　　歳をとると必要な睡眠時間は短くなる

2　刺激物を避け，眠る前には自分なりのリラックス法
　　　就床4時間前のカフェイン摂取，就床前1時間の喫煙は避ける
　　　軽い読書，音楽，ぬるめの入浴，香り，筋弛緩トレーニング

3　眠たくなってから床に就く，就床時刻にこだわりすぎない
　　　眠ろうとする意気込みが頭をさえさせ寝つきを悪くする

4　同じ時刻に毎日起床
　　　早寝早起きでなく，早起きが早寝に通じる
　　　日曜に遅くまで床で過ごすと，月曜の朝がつらくなる

5　光の利用でよい睡眠
　　　目が覚めたら日光を取り入れ，体内時計をスイッチオン
　　　夜は明るすぎない照明を

6　規則正しい3度の食事，規則的な運動習慣
　　　朝食は心と体の目覚めに重要，夜食はごく軽く
　　　運動習慣は熟睡を促進

7　昼寝をするなら，15時前の20〜30分
　　　長い昼寝はかえってぼんやりのもと
　　　夕方以降の昼寝は夜の睡眠に悪影響

8　眠りが浅いときは，むしろ積極的に遅寝・早起きに
　　　寝床で長く過ごしすぎると熟睡感が減る

9　睡眠中の激しいイビキ・呼吸停止や足のぴくつき・むずむず感は要注意
　　　背景に睡眠の病気，専門治療が必要

10　十分眠っても日中の眠気が強い時は専門医に
　　　長時間眠っても日中の眠気で仕事・学業に支障がある場合は専
　　　　門医に相談
　　　車の運転に注意

11　睡眠薬代わりの寝酒は不眠のもと
　　　睡眠薬代わりの寝酒は，深い睡眠を減らし，夜中に目覚める原
　　　　因となる

12　睡眠薬は医師の指示で正しく使えば安全
　　　一定時刻に服用し就床
　　　アルコールとの併用をしない

厚生労働省　精神・神経疾患研究委託費
睡眠障害の診断・治療ガイドライン作成とその実証的研究班，平成13年度研究報告書より

泌が始まり、深夜に分泌量のピークを迎える。深部体温は低下すると入眠しやすくなるが（Van Someren, 2000），メラトニンもまた夜間の睡眠には必須のホルモンであり，ともに睡眠に対して重要な役割を担っている。しかし，我々人間の概日リズムは1日の周期（24時間周期）より長い場合が多く，そのリズムには個人差も存在する。そのため，生体の概日リズムと1日の周期は何もしないでいると乖離してしまい，健康や社会生活に支障が生じる可能性がある。そのため，通常，我々は光や食事，社会的接触等を手掛かりに生体リズムを24時間のリズムに同調させ，睡眠-覚醒のサイクルをほぼ一定に保っているのである。

　概日リズムの規則性は，睡眠と覚醒において非常に重要であり，交替制勤務や夜型化した生活などによって，概日リズムに乱れが生じ，不規則になると，さまざまな問題が生じる。最も代表的な概日リズムの乱れによる睡眠障害は概日リズム睡眠障害であるが，不眠の症状をもつ者においても，生活が不規則化していることが少なくないため，概日リズムへの理解とリズムの調整は重要である。概日リズムを調整（同調）する要因はいくつかあるが，なかでも，光（太陽光など）は特に重要な要因である。光は，視床下部，視交叉上核を介し，眠気に関するホルモンの抑制や自律神経系の交感神経に作用し，覚醒度を上昇させる（Dijk et al., 1995）。また，日中の高照度光への暴露により，日中の覚醒度が上がり，夜間のメラトニンの分泌が上昇することが報告されている（Mishima et al., 2001）。つまり，日中に明るい光を浴びることには，日中の眠気を減少させ，夜間のメラトニン分泌を増加させる作用がある。さらに，光には深部体温の頂点位相を変化させる働きもあり，早朝に明るい光を浴びると，深部体温の頂点位相は前進し，夕方以降の光は逆に頂点位相を後退する（Minors et al., 1991）。このような光の働きは，概日リズムの調整に必要不可欠であり，適切な光の利用について指導することは，不眠症の症状に対しても大切である。例えば，高齢者では，早朝に早く目

が覚めてしまう早朝覚醒の症状が頻繁に見られる。この場合，午前中の光を避け，夕方以降に高照度光を浴びるように指示する。こうすることで，概日リズムと睡眠相が後退し，早朝覚醒の緩和につながることがわかっている（Campbell et al., 1993；Lack & Wright, 1993）。しかし，夕方以降の光への暴露は，睡眠相を後退させるため注意が必要であり，睡眠相後退症候群や，入眠障害などの原因となることもある。そのため，睡眠衛生指導を行う者は，不眠症者の概日リズムを把握した上で指導することが重要である。

2. 規則正しい食事習慣

光と同様に，食事も生活リズムの調整において重要である。規則的な食事は臓器の代謝リズムを同調させる働きがあり（Stokkan et al., 2001），特に朝食は貴重なエネルギー源である。朝食をとることで胃や腸を刺激し，体温も上昇するため，睡眠から覚醒への切り替えにも効果的であると考えられる。一方，夕食以降の夜食は睡眠を妨げる可能性があるため禁忌であるが，著しい空腹もまた脳を興奮させ，睡眠を妨げるので，就床前に空腹を感じる場合は，牛乳などを少量とることが勧められている（Kales & Kales, 1984）。基本原則は，適量の食事を，1日3度，規則的にとることである。

III 日中や就床前の良好な覚醒状態の確保
1. 日中は光を浴びる

不眠症状がある者において，夜，十分眠れないために，昼間に強い眠気が続き，日中にウトウトしてしまうことがある。また，日中ウトウトし，眠ってしまうために，夜間に眠れなくなる悪循環が生じる。この悪循環を解消するためには，昼夜のメリハリが必要であり，そのためには，日中の覚醒度を上昇させることが有

効である。日中の明るい光は，眠気と密接に関係しているメラトニンを昼間に抑制し，夜間にはメラトニンの分泌を増加させることが報告されている（Mishima et al., 2001）。また，日中の交感神経系を賦活させ，覚醒度を上昇させる。これらのことから，日中の明るい光は，眠気を低減し，良好な覚醒を維持しやすくし，生活にメリハリをつけるものと思われる。しかし，特に若年層においては生活を夜型化させてしまうことが考えられるため，夕方以降の明るい光は避けるべきである。

2. 規則的な運動習慣

身体的な運動も不眠症には有効である。運動している者は，運動習慣のない者に比べて，深い眠り（徐波睡眠）が多いことが明らかになっている。運動は，体温を上昇させるため，夜間の深い眠りを増加させ，入眠に要する時間（入眠潜時）・浅い眠りを減少させる効果がある（Horne & Staff, 1983 ; Driver & Taylor, 2000 ; Youngstedt et al., 1997）。特に，入眠の少し前の汗ばむ程度の軽い運動は効果的であり，体温を上昇させ，その後の体温の下降がスムーズになるために，入眠しやすくなることがわかっている。一方，就寝時間の近傍での激しい運動は覚醒水準を上昇させるため，入眠を阻害する。よって，就寝時間の数時間前からは激しい運動は避け，軽い運動に留めるべきであろう。

3. 耐えがたい眠気を感じる場合は短い仮眠を

日中の長すぎる仮眠や夕食以降のうたた寝，居眠りは寝つきを悪くし，睡眠の質を低下させる。しかし，耐えがたい眠気を感じる場合は，昼食後に30分以内の短い仮眠をすることが勧められる。仮眠が長くなってしまう場合は，横になる直前にコーヒーなどのカフェインが含まれたものをとるとよい。カフェインは摂取後約15分〜30分後に効果が現れ覚醒作用が生じるので，深い眠り（徐波睡眠）が生じにくく，仮眠が長くなりにくいと考えられ

ている。この他にも，横にならず，椅子に座って仮眠をとることも勧められる。

Ⅳ　就床前のリラックスと睡眠の準備
1．睡眠時間にこだわりすぎない

　睡眠障害国際診断分類（ICSD-2）には，精神生理性不眠は単純に眠れないだけでなく，一過性の睡眠障害からこだわりが強くなり，就床時に過度に興奮することや不安が増強されることが詳解されているが，この傾向は精神生理性不眠の患者だけでなく，一般の者においてもしばしば見られる。睡眠時間は各個人によって，必要な時間が異なり，また季節や加齢にも影響をうけるため，万人に共通する「必要な睡眠時間の長さ」は存在しない。特に就床時刻にこだわると（眠らないといけないと思うと），逆に気になり，リラックスできず，寝つきを悪くする。そのため，睡眠時間や就床時刻にこだわるのでなく，眠くなった時に寝床に就くようにすることが重要である。

2．ぬるめのお風呂にゆっくりつかる

　覚醒水準と体温には密接に関係しており，リラックスすると末梢の血管は拡張し，皮膚温は上昇する。また就寝前から入眠の間の体温の適度な下降勾配は入眠を促進する。これまで，手や足などの表面体温の上昇は入眠潜時を短縮することや（Krauchi & Wirz-Justice, 2001），就床前30分から120分前の入浴が高齢者の睡眠を維持し，徐波睡眠を増加させることが報告されており（Kanda et al., 1999 ; Dorsey et al., 1999），入浴は質の良い睡眠をもたらすと考えられる。しかし，熱すぎるお風呂は交感神経系を興奮させるため，ぬるめのお風呂（38〜40℃）にゆっくりつかり，リラックスすることが勧められる。

3. 就床前のリラックス

スムーズな入眠にはリラックスした状態をつくることが大事であり、覚醒水準が高く、興奮した状態では寝つきは悪くなる。また、眠くないにもかかわらず、無理に眠ろうとすると、眠れなくなることがあるので、一度寝室を離れるなど気分を変えるほうが良い。若年層においては、入眠前の強い明かりが、入眠潜時を延長することが報告されており、夜間や就床前の光暴露は生活の夜型化を促進するため注意が必要である。近年、パソコンの普及に伴い、就床前にインターネットを利用する機会も増えている。インターネットユーザーを対象とした調査では、約6割が睡眠不足や睡眠の質の悪さを訴えており、その内の約35％が深夜のインターネット利用やテレビ視聴を睡眠の質の悪化の理由に挙げている（Suganuma et al., 2007）。これらのことから、夜間のコンビニエンスストアやガソリンスタンドなどの明るい場所だけでなく、就床前のインターネットやテレビ視聴などにも注意が必要である。

4. 就床前の喫煙を避ける

喫煙についても、入眠潜時や夜間睡眠中に目が覚めること（中途覚醒）の増加と関連することが明らかになっている（Soldatos et al., 1980 ; Wetter & Young, 1994 ; Phillips & Danner, 1995）。睡眠時の脳波についても、喫煙者はδ波の割合が少なく、α波の割合が多いことが明らかになっており、さらに睡眠への内省報告も好ましくないことが報告されている（Zhang et al., 2008）。またタバコに含まれるニコチンは、深い眠りやREM睡眠、睡眠時間を減少させる（Davila et al., 1994 ; Gillin et al., 1994）。これらの現象はニコチン、ドーパミン、セロトニン、エピネフリン、アセチルコリンの分泌を促す働きによるものであり、覚醒をもたらす原因になる（Kenny & Markou, 2001）。そのため、良質な睡眠の確保のためには喫煙を避けるべきである。

5. 夕方以降，カフェインを含んだ飲料を避ける

　睡眠衛生教育では，コーヒー等のカフェインが含まれた飲料の摂取の制限が推奨されている。シンらによるレビューは，カフェインが含まれた飲料を控えると，睡眠の質が改善されることを報告している（Sin et al., 2009）。カフェインは多くの飲料に含まれているが，刺激作用があり，覚醒水準を上昇させるため，入眠を阻害することが明らかになっている（Karacan et al., 1976 ; Stavric et al., 1988 ; Shilo et al., 2002）。また，カフェインには利尿作用があり，夜間の排尿を増加させ，中途覚醒の原因になると考えられる。カフェインは, 2.5 ～ 4.5 時間の間に半減期を迎える（Arnaud, 1987）。そのため，夕方以降のコーヒーやお茶などの飲用は避けるべきである。

6. 飲酒は睡眠を悪化させる

　睡眠薬の代替として酒を飲み，眠ろうとする人は未だに少なくない。2000 年の疫学調査によると日本国民のうち，男性の 48.3％，女性の 18.3％が眠ることを目的に飲酒していることが報告されている（Kaneita et al., 2007）。飲酒は，睡眠の前半において Non-REM 睡眠を増加させ, REM 睡眠を減少させる。しかし，睡眠後半においては REM 睡眠を増加させ，交感神経系の働きを賦活させる（Gillin et al., 2005）。加えて利尿作用があることから，中途覚醒が生じやすく，睡眠の質が悪化するものと考えられる。またアルコールは耐性があり，用量依存的に飲酒量が増加することも考えられる。

　このことから，眠ることを目的とした飲酒を避け，飲酒がもたらす睡眠への影響について十分理解してもらう必要がある。

V　良好な睡眠環境の整備

　寝室の雑音，照度，温度，湿度などの環境は睡眠の質と深く関

係している。睡眠中の自律神経系の働きについて，日中に比べて睡眠中では，副交感神経の働きが活発になり，交感神経の活動は睡眠が深くなるにつれて低下することがわかっている（Burgess et al., 1997 ; Gula et al., 2004）。しかし，寝室に入り込む雑音が，睡眠中の副交感神経の活動を低下させることが報告されており，一見眠れていても睡眠の質が悪化している可能性が示唆される（Graham et al., 2009）。光環境についても，入眠前の 2500 lx 以上の明かりにより，入眠潜時が延長することが報告されている（Komada et al., 2000）。このため就寝前は明かりを少し落としておくと良いと思われる。

結語

本節で挙げた睡眠衛生に関する要点は，年齢層，職種，医療・保健分野の違いを問わず利用できる指導内容である。睡眠衛生教育では，これらのポイントに加えて，睡眠全般についての正しい知識を提供し，不眠症状を維持している要因について共に考え，不眠症状を維持していると考えられる誤った生活態度がある場合は，患者自身に継続的に改善するよう努力を促す必要がある。この際，完璧主義に徹し，行動変容を促すのでなく，できることから，少しずつ継続的に睡眠衛生を改善することが望ましい。

これまで説明してきたように，睡眠はさまざまな要因と関係している。これらに対して適切な対応がなされずに，薬物療法が行われれば，必要量以上の薬剤が投与され，日中の眠気の増悪，日常の生活動作の低下，昼夜逆転など，問題をより悪化させることにもなりかねない。そのため，不眠症だけでなく，その他の睡眠障害を主訴とする者においても，睡眠衛生の指導は欠かすことはできない。現在，不適切な睡眠衛生が不眠症以外の睡眠障害において直接的な原因とは考えられていないが，不適切な睡眠衛生が睡眠障害を悪化させることや，治療の奏効を妨げることは十分に

考えられる。また，不適切な睡眠衛生の悪影響について十分に説明した後でさえ，改善された習慣を継続することができない患者は少なくない。このことから，重度で慢性化した睡眠障害の患者に対しては睡眠衛生教育のみでは不十分であり，そのような場合にはより指示的で行動的な介入が求められる。これらのことから，睡眠衛生教育は単一の治療方法として用いるのではなく，薬物療法や認知行動療法などとパッケージとして同時に用いられるべきである。

近年では比較的睡眠に関する情報が得やすくなっている反面，正しい知識の普及や定着，実際での活用という点においては，未だ不十分である。さらに，現代のライフスタイルの多様化など，人間を取り巻く社会環境が変化し，それに伴い，睡眠衛生も悪化しているものと思われる。そのため，科学的根拠に基づいた正しい睡眠衛生の知識の普及と啓発は，今後も重要な治療要素である。

文献

Arnaud MJ (1987) The pharmacology of caffeine. Prog Drug Res 31 ; 273-313.

Burgess HJ, Trinder J, Kim Y & Luke D (1997) Sleep and circadian influence on cardiac autonomic nervous system activity. Am J Physiol Heart Circ Physiol 273 ; 1761-1768.

Campbell SS, Dawson D & Anderson MW (1993) Alleviation of sleep maintenance insomnia with timed exposure to bright light. J Am Geriatr Soc 41 ; 829-836.

Davila DG, Hurt RD, Offord KP, Harris CD & Shepard JW Jr. (1994) Acute effects of transdermal nicotine on sleep architecture, snoring and sleep-disordered breathing in nonsmokers. Am J Respir Crit Care Med 150 ; 469-474.

Dijk DJ, Boulos Z, Eastman CI, Lewy AJ, Campbell SS & Terman M (1995) Light treatment for sleep disorders : Consensus report. II Basic properties of circadian physiology and sleep regulation. J Biol Rhythms 10 ; 113-125.

Dorsey CM, Teicher MH, Cohen-Zion M, Stefanovic L, Satlin A, Tartarini W, Harper D & Lukas SE (1999) Core body temperature and sleep of older female insomniacs before and after passive body heating. Sleep 22 ; 891-898.

Driver HS & Taylor SR (2000) Exercise and sleep. Sleep Med Rev 4 ; 387-402.

Gillin JC, Drummond SP, Clark CP & Moore P (2005) Medication and substance abuse. In : Kryger MH, Roth T, Dement WC (eds.) : Principles and Practice of Sleep Medicine (4th ed.). W.B. Saunders Company, Philadelphia.

Gillin JC, Lardon M, Ruiz C, Golshan S & Salin-Pascual R (1994) Dose-dependent effects of transdermal nicotine on early morning awakening and rapid eye movement sleep time in nonsmoking normal volunteers. J Clin Psychoparmacol 14 ; 264-267.

Graham JM, Janssen SA, Vos H & Miedema HM (2009) Habitual traffic at home reduces cardiac parasympathetic tone during sleep. Int J Psychophysiol 72 ; 179-186.

Gula LJ, Krahn AD, Skanes AC, Yee R & Klein GJ (2004) Clinical relevance of arrhythmias during sleep : Guidance for clinicians. Heart 90 ; 347-352.

Hauri P (1977) Current Concepts : The Sleep Disorders. The Upjohn Company, Michigan.

Horne JA & Staff LH (1983) Exercise and sleep : Body-heating effects. Sleep 6 ; 36-46.

Kales A & Kales JD (1984) Evaluation and Treatment of Insomnia. Oxford University Press, New York.

Kanda K, Tochihara Y & Ohnaka T (1999) Bathing before sleep in the young and in the elderly. Eur J Appl Physiol Occup Physiol 80 ; 71-75.

Kaneita Y, Uchiyama M, Takemura S, Yokoyama E, Miyake T, Harano S, Asai T, Tsutsui T, Kaneko A, Nakamura H & Ohida T (2007) Use of alcohol and hypnotic medication as aids to sleep among the Japanese general population. Sleep Med 8 ; 723-732.

Karacan I, Thornby JI, Anch M, Booth GH, Williams RL & Salis PJ (1976) Dose-related sleep disturbances induced by coffee and caffeine. Clin Pharmacol Ther 20 ; 682-689.

Kenny PJ & Markou A (2001) Neurobiology of the nicotine withdrawal syndrome. Pharmacol. Biochem Behav 70 ; 531-549.

Komada Y, Tanaka H, Yamamoto Y, Shirakawa S & Yamazaki K (2000) Effects of bright light pre-exposure on sleep onset process. Psychiatry Clin Neurosci 54 ; 365-366.

Krauchi K & Wirz-Justice A (2001) Circadian clues to sleep onset machansims. Neuropsychopharmacology 25 (5 Suppl) ; 92-96.

Lack L & Wright H (1993) The effect of evening bright light in delaying the circadian rhythms and lengthening the sleep of early morning awakening insomniacs. Sleep 16 ; 436-443.

Minors DS, Waterhouse JM & Wirtz-justice A (1991) A human phase-response curve to light. Neurosci Lett 133 ; 36-40.

Mishima K, Okawa M, Shimizu T & Hishikawa Y (2001) Diminished melatonin secretion in the elderly in the elderly caused by insufficient environmental illumination. J Clin Endocrinol Metab 86 ; 129-134.

Phillips BA & Danner FJ (1995) Cigarette smoking and sleep disturbance. Arch Intern Med 155 ; 734-737.

Shilo L, Sabbah H, Hadari R, Kovatzs S, Weinberg U, Dolev S, Dagan Y & Shenkman L (2002) The effects of coffee consumption on sleep and melatonin secretion. Sleep Med 3 ; 271-273.

Sin CW, Ho JS & Chung JW (2009) Systematic review on the effectiveness of caffeine abstinence on the quality of sleep. J Clin Nurs 18 ; 13-21.

Soldatos CR, Kales JD, Scharf MB, Bixler EO & Kales A (1980) Cigarette smoking associated with sleep difficulty. Science 207 ; 551-555.

Stavric B, Klassen R, Watkinson B, Karpinski K, Stapley R & Fried P (1988) Variability in caffeine consumption from coffee and tea : Possible significance for epidemiological studies. Food Chem Toxicol 26 ; 111-118.

Stokkan KA, Yamazaki S, Tei H, Sakaki Y & Menaker M (2001) Entrainment of the circadian clock in the liver by feeding. Science 291 ; 490-493.

Suganuma N, Kikuchi T, Yanagi K, Yamamura S, Morishima H, Adachi H, Kumanogo T, Mikami A, Sugita Y & Takeda M (2007) Using electronic media before sleep can curtail sleep time and result in self-perceived in sufficient sleep. Sleep Biol Rhythms 5 ; 204-214.

内山真編（2002）睡眠障害の対応と治療ガイドライン．じほう，東京．

Van Someren EJ (2000) More than a marker : Interaction between the circadian regulation of temperature and sleep, age-related changes and treatment possibilities. Chronobiolo Int 17 ; 313-354.

Wetter DW & Young TB (1994) The relation between cigarette smoking and sleep disturbance. Prev Med 23 ; 328-334.

Youngstedt SD, O'Connor PJ & Dishman RK (1997) The effects of acute exercise on sleep : A quantitative synthesis. Sleep 20 ; 203-214.

Zarcone VZ (2005) Sleep hygiene. In : Kryger MH, Roth T & Dement WC (eds.) Principles and Practice of Sleep Medicine (4th ed). W.B. Saunders Company, Philadelphia.

Zhang L, Samet J, Caffo B, Bankman I & Punjabi NM (2008) Power spectral analysis of EEG activity during sleep in cigarette smokers. Chest 133 ; 427-432.

Section 2 行動療法

宗澤　岳史・山本　隆一郎

I　行動療法とは

　行動療法とは，"人間の反応（行動）は学習によって獲得・維持されている"と考える学習理論を基礎とする心理療法である。学習とは「経験により生じる行動や生理反応の比較的永続的な変化」と定義づけられ，そのような変化を規定する理論を学習理論という。代表的な学習理論として，パヴロフの条件反射研究（Pavlov, 1927）に基礎を置くレスポンデント条件づけとソーンダイクの試行錯誤研究（Thorndike, 1898）・スキナーの実験的行動分析研究（Skinner, 1938）に基礎を置くオペラント条件づけが挙げられる。

　行動療法では，不適応的な反応（不安などの情動反応や問題行動）の獲得・維持は非機能的な反応の学習もしくは機能的な反応の未学習により生じていると捉えられている。そして，行動療法では学習の解除，および新たな反応の学習を目的とした理論モデルの提案，介入・援助技法の開発がなされている。

1. レスポンデント条件づけに基づく新行動 S-R 媒介モデル
1）レスポンデント条件づけとは

　レスポンデント条件づけ（古典的条件づけ）は，刺激に誘発されて起こる反応（行動）に関する学習である。レスポンデント条件づけの提唱者であるパヴロフは，犬を対象として実験を行った（Pavlov, 1927）。犬には肉片（無条件刺激）に対して，唾液を分

生得的な刺激－反応の連合

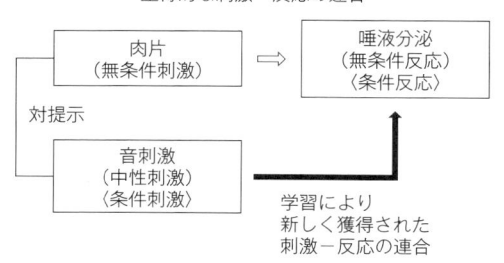

```
          ┌──────────┐          ┌──────────┐
          │  肉片    │          │ 唾液分泌 │
          │(無条件刺激)│ ⇒        │(無条件反応)│
          │          │          │ 〈条件反応〉│
          └──────────┘          └──────────┘
   対提示                              ↑
          ┌──────────┐                │
          │ 音刺激   │                │
          │(中性刺激)│────────────────┘
          │〈条件刺激〉│  学習により
          └──────────┘  新しく獲得された
                        刺激－反応の連合
```

図1　パヴロフのレスポンデント条件づけ

泌する（無条件反応）という生得的な刺激－反応の連合がある。この連合に対して，肉片を提示するのとほぼ同時に音刺激（中性刺激）の対提示を繰り返すと，肉片がなくとも音刺激の提示（中性刺激から条件刺激へ）のみで唾液が分泌されること（条件反応）が確認された（図1）。このように，レスポンデント条件づけとは，"生得的に備わっている無条件刺激と無条件反応の連合に対して，中性的な刺激の対提示を繰り返すことにより，本来中性的であった刺激を提示しても無条件反応が導かれるようになる（条件刺激－条件反応の連合が成立）"という学習様式である。

2）新行動 S-R（刺激－反応）媒介モデル
　　（レスポンデント条件づけに基づく不適応反応の理解）

　レスポンデント条件づけを人間の不適応反応に応用した古典的な研究として，ワトソンとレイナの"アルバート坊やの実験"が有名である（Watson & Rayner, 1920）。彼らは，生後 11 カ月の幼児の前で鋼鉄の棒を金鎚で打ち大きな音を出す（無条件刺激）と恐怖反応（無条件反応）が導かれるという生得的な刺激－反応の連合に対して，触りなれた白いネズミ（中性刺激）を繰り返し対提示するという実験を行った。その結果，その幼児は白いネズミが提示されると恐怖反応を生じるようになったとされている（条件刺激－条件反応の連合が成立する）。この実験は，恐怖症という不適応反応がレスポンデント条件づけにより形成されることを

実験的に検証していると解釈できる。新行動 S-R 媒介モデルでは，不安障害などの不適応的な情動反応の問題は，レスポンデント条件づけにより形成されると考える。また，このことから恐怖症は学習の解除（レスポンデント条件づけの消去）・適応的な反応の再学習（レスポンデント条件づけによる新しい反応の学習）によって治療することができると考えられる。

一方，一度学習された内容が生起しなくなることを消去と呼ぶが，レスポンデント条件づけでは，無条件刺激と条件刺激の対提示がない条件を繰り返し経験させることにより消去を行う。前述した"アルバート坊やの実験"の場合では，白いネズミを提示しても大きな音が提示されない条件を繰り返し経験すると，白いネズミが提示されてもだんだんと恐怖反応が起こらなくなる。一方，レスポンデント条件づけによる新しい反応の再学習とは，条件反応と相反する反応を積極的に学習していく方法である。例えば，恐怖症の場合では恐怖反応と相容れない反対の反応（例えば，リラクセーション反応）を恐怖場面で積極的に引き起こす場合がこれに該当する。具体的には，恐怖症の治療において，あらかじめ各種リラクセーション技法を体得しておき，実際の恐怖を喚起する場面に身を曝し，体得したリラクセーション反応を行ってみる。このことにより，"恐怖喚起場面－リラクセーション状態"の連合を新たに学習することで恐怖症の問題が解決すると考えられる。

2．オペラント条件づけに基づく応用行動分析モデル

1）オペラント条件づけとは

人間の行動は，レスポンデント条件づけのように刺激に誘発されて起こる自動的な反応によってのみ獲得されているだけでなく，環境に対して自ら働きかける行動が多いと考えられる。このような自発的な行動は，オペラント行動と称され，オペラント行動の変化を規定する学習様式をオペラント条件づけ（道具的条件づけ）という。例えば，自宅でお腹が空いている時に食べるもの

をいろいろと探しているうちに，冷蔵庫をのぞいたら，食べるものがあり空腹を満たせた場面があったとする。このような経験をすると，次回お腹が空いた時には，いろいろ探さずにとりあえず冷蔵庫に行くようになる。この場合，"冷蔵庫をのぞく"という自発的な行動がオペラント行動ということになる。この"冷蔵庫をのぞく"という行動は，"お腹が空いている"という先行する状況（先行刺激）によって生起される。また，"冷蔵庫をのぞく"という行動によって，"空腹が満たされた"という状況の変化（随伴結果）が生じる。その随伴結果が個人にとって快感情を随伴しているため，次に"お腹が空いている"時には，"冷蔵庫をのぞく"という行動は数ある選択肢の中から採択されやすくなる。

　オペラント行動は先行する刺激事象（先行刺激）によって生起され，その行動によって何らかの環境変化（随伴結果）が生じる。また，同じ先行刺激下でのオペラント行動の出現可能性は，以前の随伴結果によって高められたり低められたりする。このような先行刺激－オペラント行動－随伴結果の関係性（これを3項随伴性と呼ぶ）によって説明される学習様式をオペラント条件づけという。

　オペラント条件づけの代表的な研究としてスキナーの実験がある。スキナーはネズミを対象として，スキナー箱（Skinner Box）と呼ばれる給餌装置付きの箱型の実験装置をもちいた研究を行っている（Skinner, 1938）。空腹状態（先行刺激）のネズミは最初のうちはスキナー箱の中で給餌レバーを押すまでに時間がかかるが，レバーを押す（オペラント行動）と餌が出てくる（随伴結果）ことを経験すると，次第に空腹状態からレバーを押すまでの時間間隔の短縮，一定の時間当たりのレバー押しの頻度が上昇することが確認されるようになる（図2）。このように，ある先行刺激下によって引き起こされるオペラント行動の出現可能性は，随伴結果によって促進・抑制される。特にオペラント行動の出現可能性が促進される現象は"強化"と呼ばれる。上記のスキナー箱の

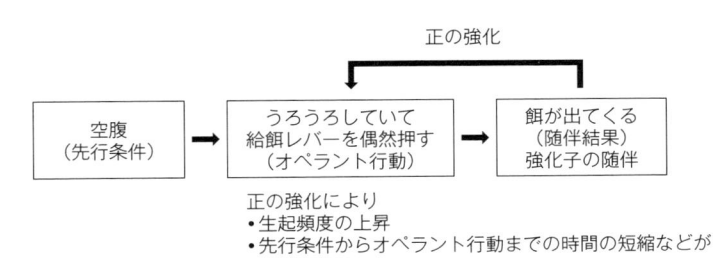

```
                          正の強化
            ┌──────────────────────────┐
            │                          ▼
┌──────┐   ┌──────────────┐   ┌──────────────┐
│ 空腹  │→ │うろうろしていて│→ │餌が出てくる    │
│(先行  │   │給餌レバーを偶然押す│   │(随伴結果)      │
│ 条件) │   │(オペラント行動)│   │強化子の随伴    │
└──────┘   └──────────────┘   └──────────────┘
            正の強化により
            ・生起頻度の上昇
            ・先行条件からオペラント行動までの時間の短縮などが
             確認される
```

図 2　スキナーのオペラント条件づけ

例では，空腹という先行刺激下においてレバーを押すというオペラント行動に対して，餌が得られるという好ましい結果が随伴しているために強化が生じている。また強化には，"正の強化"と"負の強化"の 2 種類の様式がある。正の強化とは，オペラント行動に好ましい結果が随伴することによりその行動の出現可能性が促進される様式であり，負の強化とは不快な結果が撤去されることにより促進される様式である。また，反対に自発行動の出現可能性が抑制される現象は"罰（もしくは弱化）"と呼ばれる。罰には，オペラント行動に不快な結果が随伴することによる"正の罰"と好ましい結果が撤去されることによる"負の罰"の 2 種類がある。

2）応用行動分析モデル（オペラント条件づけに基づく不適応反応の理解）

オペラント条件づけによって人間の不適応行動を理解するのに適当な例として，"子どものわがまま行動の形成"が挙げられる。例えば，子どもが両親とデパートのおもちゃ売り場で欲しいものを買ってほしいとせがんでいるのに買ってもらえないという場面があったとする。この時に子どもは自分の欲求不満状態を解消するために，両親とさまざまな交渉をした結果うまくいかず，"床に転がり駄々をこねる"という行動をとったら，両親が根負けしておもちゃを買ってあげたという場面を想像してほしい。この状態をオペラント条件づけで考えてみると，子どもは欲求不満状態

(先行刺激)で駄々をこねたら（オペラント行動），おもちゃを買ってもらった（随伴結果）というオペラント行動に対する正の強化を体験していることになる。このような経験をすると，再び欲求不満状態になると駄々をこねるといったわがまま行動が生起されるようになる。

応用行動分析モデルでは，さまざまな行動の問題や障害を，ある先行刺激下における不適応的な行動は強化によって維持・増悪しており，適応的な行動は罰または随伴する結果が先行刺激に影響していないことによって生起されなくなっている状態であると考える。そこで，応用行動分析モデルでは，3項随伴性に基づいたオペラント行動の機能分析を行い，先行刺激・随伴結果の詳細を検討し操作することにより行動の改善を狙う。上述のおもちゃ売り場の例では，欲求不満状態をそもそも作らないようにおもちゃ売り場を通らないようにしたり，駄々をこねずに我慢できた時にご褒美としておもちゃを買ってあげたりすることによって，望ましくない行動の学習を妨げることができると考えられる。

3．不適応反応の2要因モデル

行動療法では人間の不適応的な反応をレスポンデント条件づけとオペラント条件づけの2つの学習様式から理解してきたが，1940年代頃からこれらの学習様式を統合した理論が提唱されるようになった。例えば，マウラーはレスポンデント条件づけとオペラント条件づけの2つの学習様式によって，不安・恐怖の形成・維持を説明している（Mowrer, 1939）。

電車恐怖（電車に乗るのが怖い）という訴えを抱えている人を例に，2つの学習様式でその形成・維持を考えてみる。まず電車恐怖の形成はレスポンデント条件づけによって説明することができる。本来は中性的な刺激環境であった電車に乗っている時に偶然急ブレーキがかかったとする。急ブレーキがかかると身が投げ出されそうになり誰もが恐怖を感じる。このようなことを偶然体

験すると，電車と恐怖反応が結びついてしまう（条件刺激－条件反応の連合）。また，実際に電車が急ブレーキをかけることは極めて稀なことであるので，そのまま恐怖反応が起こっても何回か乗っているうちに不安反応は消えていくはずである（消去）。しかしながら，なかにはそのまま電車恐怖症として長年維持してしまう人もいる。この維持は，オペラント条件づけによって説明することができる。長年維持してしまう人の中には，電車に乗ってみて不安や苦痛感が生じる（先行刺激）と，それを低減させるために降りてしまう（オペラント行動）人がいる。電車から降りると一時的に安心をする（随伴結果）ため，次に電車に乗ったときには，すぐに降りるようになってしまう（強化）。こうしてしまうと，一時的には安心を獲得できるが，電車に乗っていても急ブレーキは起きないという体験が阻害されてしまうため，消去が起きなくなってしまう。そのため，長年電車を避け続け乗ることができない状態になってしまう。

　不快な情動反応の問題を抱えている者は，レスポンデント条件づけによって特定の刺激場面と不安反応の連合を獲得し，その条件性の不安を動因として（先行刺激），それを解消するために回避や打ち消そうという行動（オペラント行動）が生じると考えられている。このようなオペラント行動により，不安が一時的に低下する（随伴結果）ことで，回避や不安を打ち消す行動が強化される。また，回避によって，条件刺激下でも安全であったという経験によってレスポンデント条件づけの消去が妨げられるため，不安が維持されてしまう（図3）。そこで行動療法では，新行動S-R媒介モデル・応用行動分析モデルに基づき苦悩の査定・援助方略を提案し問題解決をはかる。

4. 行動療法（学習理論に基づく援助－介入）
1）行動療法の代表的技法
　行動療法では，上述のモデルをもとに数々の技法が開発されて

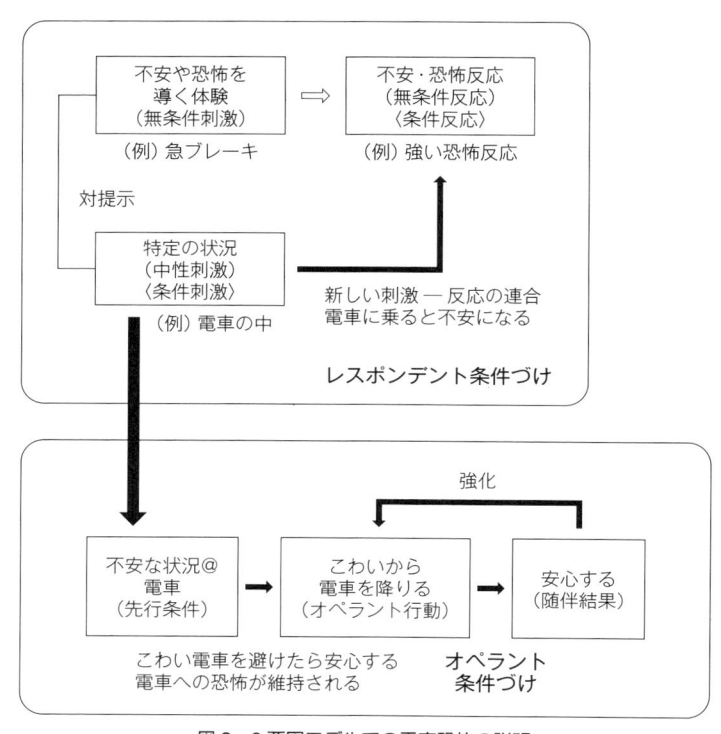

図3 2要因モデルでの電車恐怖の説明

おり、それらの技法を組み合わせることによって、不適応的な学習を解除することが行われている。

新行動S-R媒介モデルに基づく行動技法の代表的なものとして"系統的脱感作"(Wolpe, 1958)が挙げられる。系統的脱感作は、"段階的に不安と相反する反応を再学習していく技法"である。まずは不安や恐怖と相反する反応(例えばリラクセーション反応)を導く方法を体得する。それと並行し、面接の中で不安・恐怖を導く状況と状況ごとの苦悩の程度を主観的に評定し、階層化した不安階層表を作成する。そして主観的評定の低い状況に実際に身を曝し、不安を感じたら体得しているリラクセーションを行

い，"不安場面でも安心できる"という再学習を段階的に行っていく。

　応用行動分析モデルに基づく代表的な行動技法として"シェイピング"が挙げられる。シェイピングは，望ましいオペラント行動を形成するための技法である。シェイピングでは目標とする行動をスモールステップに分割し，実行可能な段階から順を追って行動形成していく。また各段階の行動形成の際には，分割された行動の生起を促すような手掛かり刺激（プロンプト）を提示し（先行刺激の操作），適切な行動が生じた際には快感情を生じるような刺激を随伴させる（随伴結果の操作による行動の強化）。シェイピングでは目標行動の生起が可能になるにつれてプロンプトを撤去していくようにし，対象者が日常生活で自発的に望ましい行動を生起できるようにする。シェイピングの例として"発達障害児の忘れもの防止"を狙った教室介入などが挙げられる。いつも忘れものをする発達障害児の行動観察をしたところ，まず担任の先生が黒板に書く次の日の持ちものを見ておらず，連絡帳にも記録をしていないことが確認できているとする。この際には，まず黒板を見るという行動が生起されるように"黒板を見る"と書いた紙（視覚的なプロンプト）を目の前で提示して行動の生起を促す。そして，きちんと黒板を見ることができたらすぐに褒めるなどして，黒板を注視する行動を強化する。これを何回か繰り返し，黒板を見るという行動が定着してきたら，視覚的なプロンプトを撤去していく（この際には，プロンプトが撤去されてもオペラント行動が出現したら強化を行うことを忘れないようにする）。次に，同様の方法で「黒板の文字を連絡帳に写す」ということを定着させていくことで忘れものをしないようになる。

　また，2要因モデルに基づく技法としては，暴露反応妨害法が挙げられる。暴露反応妨害法とは，不安や恐怖といった不適応反応を導く場面にイメージ・現実場面で積極的に身を曝し（暴露法），そこで生じる逃避的な衝動を回避したりごまかそうとした

りする行動を抑制する（反応妨害法）という技法である。不安や恐怖は上述の電車恐怖の例で挙げたように，回避的な対処行動により維持されていると考えられる。そこであえて不安や恐怖の状況下で"回避しない"ことに挑戦し，刺激に対する慣れにより高まった不安が下がってくることを経験するということで学習の解除（レスポンデント条件づけの消去）を図る。

2）行動療法の特徴

上述の理論とそれに基づく介入技法に表れているように，行動療法の特徴としては，(a)検証可能な演繹に基づく理論（つまり学習理論）に基づいていること，(b)背景とする学習理論が統制的な観察・実験に基づいていること，(c)臨床的な問題は，すべて観察可能な（学習により形成された）現在の習慣によって形成されていると考えることなどが挙げられる（Eysenck, 1960）。行動療法は他の心理療法（精神分析など）と異なり，事例の蓄積による帰納的な理論の構築や，臨床的な問題について患者の個人史を遡り解釈を行うといった要素を一切排除している。また，背景理論と介入技法の科学的根拠を重視し，介入効果を実証するための無作為比較対照実験を行い，介入技法の効果を検証している。これらの特徴から，行動療法（次節の認知療法を取り入れた認知行動療法）は，Evidence Based Medicine（実証に基づく医療）という用語に倣い，Evidence Based Psychotherapy（実証に基づく心理療法）と称されている。

3）行動療法の展開

行動療法は主に不快な情動反応を主体とする不安障害を中心に1950年代あたりまでに盛んに研究されてきた。また近年では，その対象を拡大し，摂食障害や神経性習癖，統合失調症の陰性症状，境界性パーソナリティ障害に対する学習理論による理解や援助がなされている。不眠症に関しても1970年代頃から学習理論をもとに理解されるようになり，具体的な援助・介入方法が提案されている。

Ⅱ 学習理論による不眠症の理解

　学習理論では，不眠症状は身体的覚醒の高まり（自律神経系の亢進状態）により生じていると捉えられている。このような不眠症の原因論の捉え方を支持する指摘や研究は古くからなされている。例えば，ジェイコブソンは高まった身体的覚醒はさまざまな疾患の訴えに共通するものであるとし，不眠症も同様であると記述している（Jacobson, 1934）。また，モンローは睡眠の質の悪い者は，そうでない者と比較して深部体温の上昇，血管の収縮，皮膚電気抵抗，身体活動の亢進が確認されたと報告している（Monroe, 1967）。近年でも不眠症者における夜間の身体的覚醒の高さの存在を支持する報告がなされている（Bonnet & Arand, 1997 ; Perlis, Merica, Smith & Giles, 2001）。

　ブーチンは，不眠症を"就寝環境とさまざまな原因による一過性の身体的覚醒が学習により結びついた状態である"と説明している（Bootzin, 1972）。一過性の強いストレスや身体疾患などによって一時的に不眠を経験することは，多くの人が経験する。このような経験が数日間続く（例えば試験勉強・風邪が長引くなど）と，本来は中性刺激である就寝環境と身体的覚醒が結びつき，原因となる状況がなくなった後でも不眠症状が維持される場合がある（条件刺激－条件反応の連合が成立）。つまり，"就寝環境＝眠る場所"ではなく，"就寝環境＝覚醒する場所"という学習の成立である。このような学習が成立すると，いつもの就寝環境とは違う就寝環境（旅先など）や，昼間などは容易に眠ることができるにもかかわらず，普段の就寝環境・就寝時刻に眠ろうと試みてもかえって目が覚めてしまうという症状が生じる。また，眠れない日が続いてくると寝床が苦痛になり，就寝すると不快感情が生起するようになる。このような不快感情が動因となり（先行刺激），それを低減するためにさまざまな方法で対処するようになる（回避的対処行動の生起）。例えば，眠れないという不快感情を打ち消すために，寝床でテレビを見てみたり，本を読んでみたり，携

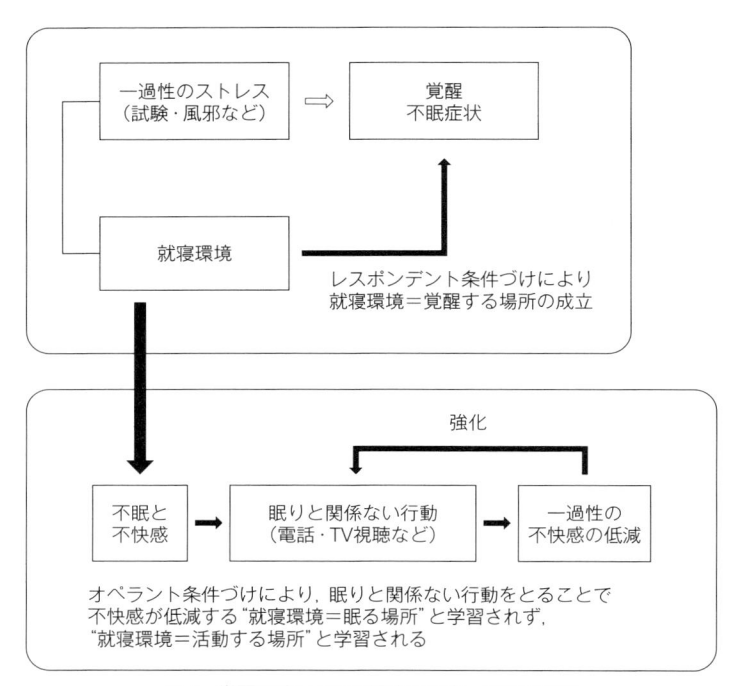

図4 学習理論による不眠症の発生・維持の理解

帯電話で友人に電話するといったオペラント行動が生起する。このような就寝環境でのオペラント行動は一時的には不快感情を和らげる働きがあることから，維持されやすい。しかしながら，これらの行動は"就寝環境＝眠る場所"という望ましい学習機会を減少させてしまい，逆に"就寝環境＝覚醒する場所"という連合がより強固なものとなる。また，日中から就寝環境が生活の場になっている場合も，同様に"就寝環境＝活動の場所"という連合が形成され，不眠症の維持につながると考えられる。このような不眠症の学習理論による説明を図4に示す。

表1　刺激統制法の教示内容（Bootzin, 1972）

1. 眠くなった時にのみ寝室へ行く
2. 寝室は睡眠と性行為のみに使用する
3. 10分経過しても眠れない場合は別の部屋へ行く
4. 中途覚醒し，10分経っても再入眠できない場合は別の部屋へ行く
5. 上記事項を繰り返す
6. 睡眠の質や量に関係なく朝同じ時間に起きる
7. できる限り仮眠を避ける

Ⅲ　不眠症に対する行動療法の技法

　不眠症の学習理論による理解に基づき，さまざまな行動療法の技法が開発されている。代表的な技法としては，刺激制御法（Stimulus Control Therapy），睡眠制限法（Sleep Restriction Therapy），各種リラクセーション法（Relaxation）が挙げられる。

1．刺激制御法（Stimulus Control Therapy）

　刺激制御法は，ブーチンにより考案された不眠症の行動療法であり（Bootzin, 1972），就寝環境＝眠る場所"という連合を再学習することを目的としている（表1）。

　表の1～5までは，主に"就寝環境＝眠る場所"という連合を強めるために，就寝環境での覚醒や睡眠以外の活動が生じないようにするための教示である。また，表の6と7の教示は睡眠覚醒リズムを整えることを目的としており，1～5までの教示を補完するために重要である。実際の刺激制御法の実施の際には，まず普段の就寝状況の査定を行う。就寝状況の査定では，普段寝室をどのように使用しているか，睡眠と性行為以外にどのような行動を行っているかのアセスメントを行う。日中または夜間に睡眠と性行為以外の行動を行っている場合には，当該の行動が他の場所でできないかを検討する。特に入眠障害時や中途覚醒後の再入眠障害時に何かの行動（読書や携帯電話使用など）を行っている

場合や，ワンルームに一人暮らしでベットが生活の場（椅子代わり・勉強をする場など）になっている場合は，多くの不眠症者に見受けられる。就寝環境がどのようにして活動する場として学習されているかのアセスメントが済み，実際に刺激制御法を始める前には心理教育を行う。心理教育では，(a)不眠症はどのように学習理論で説明することができるか，(b)睡眠衛生に関する説明，(c)体内時計と睡眠に関する説明を行う。さらに，刺激制御法は一時的に一日の睡眠時間を短くする可能性があるが，結果として，布団の中での苦しい時間が少なくなり，安定してくると寝つきがよくなり，中途覚醒が少なくなることを説明し同意を得る。そして，表1に挙げた教示を提案し，患者が実際の就寝環境で施行する。

刺激制御法は治療待機群やプラセボ群と比較して，入眠潜時の短縮効果（Espie et al., 1989；Laduceur & Gros-Louis, 1986），中途覚醒の減少効果などが示唆されている（Morin & Azrin, 1987, 1988）。また近年でも比較対照研究により，刺激制御法による睡眠改善効果が示されている（Riedel et al., 1998）刺激制御法は，American Academy for Sleep Medicine（ASSM）が推奨する慢性的な不眠症に対する技法として"スタンダード"レベル[1]であるとされている（Morgenthaler et al., 2006）。

2. 睡眠制限法（Sleep Restriction Therapy）

睡眠制限法はシュピールマンらにより考案された行動療法の技法の一つである（Spielman et al., 1987）。睡眠制限法では，睡眠効率（実際の睡眠時間／寝床にいた合計時間）を85％以上に高めるため，起床時刻を一定にし，就寝時刻を遅らせ，寝つきの問題が改善してきたら15分ずつ就寝時刻を早めていく方法である。

---

[1] "スタンダード"レベルとは，各障害に対する治療方略として最もエビデンスレベルの高いことを表し，無作為抽出比較対照研究を経て効果が確認されている技法に与えられる称号である。

表2　睡眠制限法の施行法（Spielman et al., 1987）

1. 2週間の睡眠日誌をつける
2. 睡眠日誌から(1)実睡眠時間（実際に眠っていた時間）と(2)床上時間（寝ていても起きていても寝床の上にいた時間）の平均を計算する
3. 社会生活上必要な起床時刻（例えば仕事に行く日の起床時刻）を設定し、休日・平日ともに毎日一定にする
4. 寝床で過ごす時間を2において計算した平均実睡眠時間と同じになるように寝床に入るように過ごす
5. 3・4を継続し、毎日の睡眠効率（実睡眠時間／床上時間×100％）を算出する
6. 睡眠効率に従って以下のように床上時間を設定する
   (1) 5日間の睡眠効率が90％を超えていたならば、寝床に入る時間を15分早める
   (2) 5日間の睡眠効率が85％を下回っていたならば、その5日間の実睡眠時間に床上時間（ただし、睡眠制限法を始めてから、もしくは睡眠スケジュールを変えた日から最低でも10日間経過していること）
   (3) 5日間の睡眠効率が85％から90％の間ならば、床上時間を変更しない
7. 睡眠制限法の実施中は日中に昼寝や寝床で横になったりしないようにする

　この睡眠制限法の考え方は、入眠潜時（布団に入ってから眠るまでの時間）の長さが、就寝環境と眠ることの結びつきを弱めてしまい、さらに入眠が困難になるというものである。したがって、睡眠制限法も刺激制御法と同様に、"就寝環境＝眠る場所"の結びつきを強めることを目的としている。睡眠制限法の具体的な教示は表2の通りである。例えば、2週間の睡眠日誌の結果、実際の睡眠時間が平均5時間で寝床にいた時間は平均7時間であり、仕事をしている日はだいたい午前6時半に起きていることが判明したとする。そこで、平均実睡眠時間の5時間から逆算し、午前1時半になったら寝床に入るように過ごすよう教示し、睡眠日誌の記録を継続する。5日間経過したら、その間の睡眠効率を計算し、90％以上（実睡眠時間4時間30分以上）であれば、

就寝時刻を15分前進する（午前1時15分に就床する）。睡眠効率が85〜90％の間（実睡眠時間4時間15分以上4時間30分未満）ならば，就寝時刻は変えない。睡眠効率が85％未満（実睡眠時間4時間15分未満）ならば，その実睡眠時間に合わせて，起床時刻から逆算した時間に就床するように設定する。

　睡眠制限法は，就寝環境での睡眠以外の行動に従事する時間の相対的な短縮により就寝環境と睡眠の結びつきを強める効果を狙っている。それ以外にも睡眠制限法の不眠に対する効果として，軽度の断眠効果によって眠気・疲労感を引き起こし，入眠時の身体的覚醒水準を下げる効果がある。また，起床時刻を一定にすることは睡眠効率を高めるだけでなく，睡眠覚醒リズムの規則化にとって重要である。なお，睡眠制限法は，早く床に就きたいと考えている患者を遅くまで起きているように教示するため，一見逆説的であり不安感が生じやすい。そのため刺激制御法同様，心理教育が重要であり，特に睡眠効率を上げること，つまり布団の中で苦しい思いをする時間を減らすことが重要であることを教示することが重要である。

　シュピールマンらは，不眠症者を対象に睡眠制限法の効果を検証し，介入の8週間後，入眠潜時・中途覚醒時間の短縮，総睡眠時間の延長，睡眠効率の向上を確認している（Spielman et al., 1987）。近年でも，比較対照実験がなされ同様の効果が確認されている（Freidman et al., 2000）。睡眠制限法は、ASSMが推奨する慢性的な不眠症に対する技法として"ガイドライン"レベル[2]であるとされている（Morgenthaler et al., 2006）。

3. リラクセーション法（Relaxation）

　リラクセーション法は，入眠時の身体的覚醒と拮抗する反応で

---

[2] "ガイドライン"レベルとは，各障害に対する治療方略として最高位の"スタンダード"レベルの次に高いエビデンスレベルであることを表し，比較対照研究を経て臨床的にある程度の効果が確認されている技法に与えられる称号である。

表3 漸進的筋弛緩法の施行法

1. 体を締め付けているものをすべてとり，楽な姿勢（仰向けや座った状態）をとってください
2. 手足を伸ばして，手を両わきに置いてください
3. 目を閉じて両手に握りこぶしを作ってぎゅっと力を入れてみましょう
4. 力を入れるときはあまり入れすぎず，70％くらいのイメージで力を入れましょう
5. 5秒くらい力を入れたら一気に力を抜きましょう
   弛緩中は体が弛緩していく感じをぼんやりと眺めるような気持ちで30秒ほど観察しましょう
6. 1から6までを2回ほど繰り返してください
   このときに手足にぼんやりと暖かさを感じられている状態であれば十分にリラックスできています
7. 両手が終わったら，肩や足，顔といった部分でも緊張－弛緩を練習してみましょう
   体のすべての部分をやる必要はありませんので，自分のやりたい部分からやってみてください
8. 筋弛緩法は少しの時間でいいので毎日練習してみましょう

あり，"就寝環境＝覚醒する場所"から"就寝環境＝落ち着く場所"と新しい反応を学習することを目的とした技法である。入眠時の身体的覚醒と相反するリラクセーション状態を導く技法としては，漸進的筋弛緩法や自律訓練法，バイオフィードバック法などが挙げられている。

1）漸進的筋弛緩法（Progressive Muscle Relaxation）

漸進的筋弛緩法は，ジェイコブソンにより創始された緊張状態を弛緩させる方法で（Jacobson, 1934），不眠症に対するリラクセーション法の中で最も多く用いられている技法である。漸進的筋弛緩法とは，身体の各部位の筋肉に力を入れ，意識的に緊張させ一気に弛緩させることで，単に弛緩させようとする場合よりも深い弛緩を得る方法である（表3）。実際には，だいたい70％程度の力で数秒間（7秒程度）各部位の随意筋を緊張させながら，一気に抜いてその弛緩を感じる（45秒程度）。この方法は，緊張

表4 自律訓練法の自己教示語句

公式番号	練習名	自己教示語句
背景公式	安静練習	「気持ちが落ち着いている」
第1公式	四肢重感練習	「両腕両脚が重たい」
第2公式	四肢温感練習	「両腕両脚が温かい」
第3公式	心臓調整練習	「心臓が(自然に)静かに規則正しく打っている」
第4公式	呼吸調整練習	「(自然に)楽に呼吸している」
第5公式	腹部温感練習	「お腹が温かい」
第6公式	額部涼感練習	「額が心地よく涼しい」

の反動を利用して弛緩することにより,弛緩が深くなるだけでなく,自分のリラックスした状態を体感することで,普段から覚醒水準が高い状態にあることに気付いたり,入眠時の不安な刺激から意識を反らしたりする効果がある。就寝後に漸進的筋弛緩法を施行した群は,治療待機群・プラセボ群と比較して入眠潜時の短縮することが多くの研究で報告されている(Lick & Heffeler, 1977; Nicassio et al., 1982)。

2) 自律訓練法(Autogenic Training)

自律訓練法とは,公式化された自己教示語句を反復暗唱しながら,その内容に受動的集中を行うとともに関連した身体部位に心的留意を保つことによって,段階的に緊張状態から弛緩状態への変換を図る非特異的心身調整法である(佐々木,1997)。自律訓練法では,椅子に浅く腰かけた状態もしくは仰向けの状態で軽く目を閉じながら,表4にある自己教示語句を頭の中で唱えていく。最初は背景公式から行い,自己教示語句の状態が得られてきたと感じたらその感覚を十分に味わい,次の公式へ進んでいく。重要なことは,無理をして自己教示語句の状態を得ようと積極的にその感覚へ注意を向けていくのではなく,ただ語句を反復し感覚が生じてきたら,その感覚を眺めるように心的留意を保つというこ

とである。自律訓練法を用いることは，入眠潜時の短縮や主観的睡眠の質が向上することが確認されており，漸進的筋弛緩法と同等の効果があることが示唆されている（Nicassio & Bootzin, 1974）。ただし，自律訓練法を施行する際の留意点として，各自己教示語句と対応する部位に疾患や外傷などがある場合には，むしろ注意を向けている部位が気になってしまい不快感が生じてくることがある。そのため，各身体面の検査・査定をした上で，公式をとばして訓練するなどが望ましいとされている。また，統合失調症（陽性症状を活発にする可能性がある）や重度のうつ症状のある対象者では，自己教示の最中にいろいろな集中できずに侵入的な思考に邪魔をされることがあるため適応禁忌であるとされている。

3）バイオフィードバック（Biofeedback）

バイオフィードバックとは，本来知覚することが困難な生体の情報を，工学的機械を通じて視覚刺激・聴覚刺激など知覚可能な情報に変換し，フィードバックする応用精神生理学的方法である。このような方法を用いることによって，本来不随意的に制御されていると考えられてきた血圧や精神性発汗，体温といった生体の機能を随意的にコントロールすることを目的としている。バイオフィードバックは他のリラクセーション技法などと併用して用いられることも多い。リラクセーション技法（自発行動）の効果として，身体的覚醒の低減（例えば血圧の低下）を知覚できる刺激に変換し，フィードバックする（強化子の随伴）ことによって，セルフコントロールを促進したり，リラクセーション技法の効果を確認したりすることが可能になる。例えば血圧などを音刺激に変換し，血圧が高い時には高音，低い時には低音がなるように設定し，フィードバックをする工学器械を用いた検討などがなされている。バイオフィードバックに関する研究はケーススタディがほとんどであり比較統制実験は少ない。そのような中，フリードマンとパップスドロフは，前額部の筋電位を音でフィードバックする方法（落ち着いてくると音が小さく，筋緊張すると音が大きくなる）を不

表5 ピッツバーグ大学・睡眠センターでの簡易行動療法の内容

睡眠に関する教育	睡眠の機能 加齢の睡眠の変化 睡眠欲求を発生させる要因（断眠・体内時計） 不眠症とは？ 不眠症の治療法（薬物・行動療法）
睡眠衛生 学習理論に関する教育	睡眠を促進する習慣とは 睡眠を妨げる習慣とは
簡易行動療法の概要 （4つのステップ）	①寝床で過ごす時間を減らす ②前の日にどのくらい眠れたかにかかわらず，毎日同じ時間に起床する ③眠くない時には寝床に入らない ④眠りに入らなければ寝床に長居しない
フォローセッション	寝床に離れたときにできる活動の検討 Q&A形式の心理教育 （効果発現までの期間・副作用・昼寝に関してなど）

眠症者に用いた比較統制実験を行っている（Freedeman & Papsdrof, 1976）。その結果，バイオフィードバックを行った群は統制群と比べて，有意な入眠潜時の短縮を確認している。何をフィードバックするか，どのようにしてフィードバックするなどによっても異なる可能性があるため今後の検証が望まれる。

Ⅳ 不眠症に対する行動療法のパッケージ療法

　学習理論に基づく不眠症に対する行動療法の技法は，各技法ごとに効果が検証されてきたが，近年では，これらの技法を統合して，"実証に基づき"さらに"（時間的・経済的）コストの小さい"パッケージ療法の開発がなされている。

　ピッツバーグ大学の睡眠センター（Sleep Medicine Center, Medical Center, University of Pittsburgh）では，バイシー教授を中心に，不眠症に対する簡易行動療法の開発・検証を行っている（表5）。この簡易行動療法は，睡眠に関する教育の後に簡易な刺激制御

法・睡眠制限法に関する説明を行い,患者自身がワークブックをもとに自宅で実践するものである。ここでは,睡眠に関する教育として,(a)睡眠を促進・阻害する生活習慣に関する内容(アルコール・カフェイン・身体活動などと睡眠との関係の説明),(b)睡眠をコントロールする機能に関する内容(睡眠欲求の起こる仕組み:体内時計と断眠効果の説明)が含まれている。この教育によって,睡眠衛生の向上を図り,眠りを促進する生活に関する知識を獲得する。そして行動療法(刺激制御法・睡眠制限法)は以下の4つのルールにより,説明を行う。

1つ目のルールは,"寝床で過ごす時間を減らす"というものである。これは,前述の睡眠制限法の考え方を簡易にしたものである。このルールによれば,起きている時間が長くなることの軽度の断眠効果によって,実際に眠るときの眠気の上昇と睡眠の安定化が期待される。また,教示の際には患者の不安を考え,"睡眠時間を減らすことが目的"なのではなくて,あくまでも"寝床で起きている時間を減らすこと"が重要であることを伝える。就寝時刻の目安は起床時刻を設定し,最近の睡眠時間+30分を起床時刻からさかのぼって決定することを伝える。

2つ目のルールは"前の日にどのくらい眠れたかにかかわらず,毎日同じ時間に起床する"というものである。このことにより,朝日の光をきちんと浴びることや睡眠-覚醒リズムを安定させることによる,眠気が来てほしい時間に自然にやってくる体づくりをする。また,睡眠不足を感じる日があったとしても,起床時刻を一貫させることで夜間までに覚醒している時間が長くなっていても睡眠欲求が上昇し,眠りやすくなることを伝える。

3つ目のルールは"眠くない時には寝床に入らない"というものである。これは,前述の刺激制御法の重要な要素である。このことによって,起床時間を長く保つことになり軽度の断眠効果で睡眠欲求が高まること,眠くないのに寝床に入ることは,欲求不満(眠りたいのに眠れる状態ではない)につながる危険性がある

こと，眠くない時に寝床に入ってしまうと，"寝床＝眠れない場所"であると学習してしまうことを説明する。

4つ目のルールは，"眠りに入らなければ寝床に長居しない"というものである。これも，前述の刺激制御法の重要な要素である。このルールは，3つ目のルールを補完するもので，30分以上寝床で目が覚めていたら寝室から出るように促している。ここでは，再度，学習理論の立場から，"寝床＝眠るための場所"という学習の重要性を説明する。また，寝床から出た時にできる活動を事前に計画することを勧め，眠れないことの苦悩に占有されないように教示している。

以上の説明の後に，寝床から離れた時にできる活動の検討やQ&A形式の心理教育を行う。Q&A形式の心理教育では，患者からよく寄せられる質問である，"効果が出るまでにどのくらいかかるのか"，"副作用は？"といった内容に回答する形で教育を行う。"効果が出るまでの時間"に関しては，睡眠の変化自体が緩やかなものであること，また，急によく感じられるときもあれば，逆に進んでいない感じがすることもあるということなどを説明する。山あり谷ありを繰り返しながら数カ月後に振り返ってみると，当初から比べると確実に良くなっていることが多いことを，患者に理解してもらうことが重要である。また，副作用に関しては，最初のうちは，行動療法で就寝時刻を遅らせ布団に入るのが遅くなるため不安に感じるかもしれないが，長期的に見て良い睡眠のために必要であると理解することが重要性であると伝える。このようなルールや心理教育を実行することにより，"寝床＝眠る場所"という連合が強まり，睡眠の改善が期待される。

まとめ

本節では，学習理論による障害・苦悩の理解とそれに基づく行動療法の介入技法を概観し，不眠症への応用に関して概説した。

本節で紹介した行動療法はさまざまな障害・苦悩に適用され，その効果の科学的な証拠が蓄積されている。不眠症に対する行動療法も 1970 年代頃から研究が蓄積され，開発された上述の各技法は高いエビデンスレベルが示されている。しかしながら，本邦では未だ行動療法自体の普及が遅れているため，その他の心理療法（例えば精神分析や来談者中心療法）と比較して認知度が低く，不眠症に対する心理療法として行動療法に関する研究や実践報告もほとんどないのが現状である。

文　献

Bonnet MH & Arand D (1997) Hyperarousal and insomnia. Sleep Medicine Reviews 1 ; 97-108.

Bootzin RR (1972) Stimulus control treatment for insomnia. Proceedings. 80th Annual Convention American Psychological Association 395-396 ; 1972.

Espie CA, Lindsay WR, Brooks DN, Hood EM & Turvey T (1989) A controlled comparative investigation psychological treatments for chronic sleep-onset insomnia. Behaviour Research and Therapy 27 ; 79-88.

Eysenck HJ (1960) Behaviour therapy and the neurosis. Pergamon Press, Oxford.（異常行動研究会訳（1965）行動療法と神経症――神経症の新しい治療理論. 誠信書房，東京 .）

Freedman R & Papsdrof JD (1976) Biofeedback and progressive relaxation treatment of sleep-onset insomnia : A controlled, all night investigation. Biofeedback and Self Regulation 1 ; 253-271.

Freidman L, Benson K, Noda A, Zarcone V, Wicks DA, O'Connell K, Brooks JO, Bliwise DL & Yesavage JA (2000) An actigraphic comparison of sleep restriction and sleep hygine treatments for insomnia in older adults. Journal of Geriatric Psychiatry and Neurogy 13 ; 17-27.

Jacobson E (1934) You Must Relax. University of Chicago Press, Chicago.

Ladoceur R & Gros-Louis Y (1986) Paradoxical intention vs stimulus control in the treatment of severe insomniacs and good sleepers. Journal of Behavior Therapy and Experimental Psychiatry 17 ; 267-269.

Lick JR & Heffler D (1977) Relaxation training and attention placebo in the treatment of severe insomnia. Journal of Consulting and Clinical Psychology 45 ; 153-161.

Monroe LJ (1967) Psychological and physiological differences between good and poor sleepers. Journal of Abnormal Psychology 72 ; 255-264.

Morgenthaler T, Kramer M, Alessi C, Friedman L, Boehlecke B, Brown T, Coleman J, Kapur V, Lee-Chiong T, Owens J, Pancer J & Swick T (2006) Practice parameters for the psychological and behavioral treatment of insomnia : An update. an American Academy of Sleep Medicine Report. Sleep 29 ; 1415-1419.

Morin CM & Azrin NH (1987) Stimulus control and imagery training in treating sleep-maintenance insomnia. Journal of Consulting and Clinical Psychology 55 ; 260-262.

Morin CM & Azrin NH (1988) Behavioral and cognitive treatments of geriatric insomnia. Journal of Consulting and Clinical Psychology 56 ; 748-753.

Mowrer OH (1939) A stimulus-response analysis of anxiety and its role as a reinforcing agent. Psychological Reviews 46 ; 553-565.

Nicassio PM & Bootzin RR (1974) A comparison of progressive relaxation and autogenic training as treatments for insomnia. Journal of Abnormal Psychology 83 ; 253-260.

Nicassio PM, Boylan MB & McCabe TG (1982) Progressive relaxation : EMG biofeedback and biofeedback placebo in the treatment of sleep-onset insomnia. British Journal of Medical Psychology 55 ; 159-166.

Pavlov IP (1927) Conditioned Reflexes. Oxford University Press, London.

Pelis ML, Merica MT, Smith MT & Giles DE (2001) Beta EEG in insomnia. Sleep Medicine Reviews 5 ; 364-375.

Riedel BW, Lichstein KL, Peterson BA, Epperson MT, Means MK & Aguillard RN (1998) A comparison of the efficacy of stimulus control for medicated and nonmedicated insomniacs. Behavior Modification 22 ; 3-28.

佐々木雄二（1997）心身症の治療・自律訓練法．心療内科 1 ; 240-247.

Skinner BF (1938) The Behavior of Organisms. Appleton Century-Crofts, New York.

Spielman AJ, Saskin P & Thorpy MJ (1987) Treatment of chronic insomnia by restriction of time in bed. Sleep 10 ; 45-56.

Thorndike EL (1898) Animal intelligence : An experimental study of the associative processes in animals. Psychological Review Monographs (Supplement) 2-8.

Watson JB & Rayner R (1920) Conditioned emotional reactions. Journal of Experimental Psychology 3 ; 1-14.

Wolpe J (1958) Psychotherapy as a reciprocal inhibition. Stanford University Press, San Francisco.（金久卓也訳（1977）逆制止による心理療法．誠信書房，東京．）

Section 3 認知療法

山本 隆一郎・宗澤 岳史

I 認知療法とは

認知療法とは,"人間の不適応や苦悩,臨床症状は出来事から直接的に生じるのではなく,出来事に対する認知(物事の捉え方など)により生じる"と捉え,臨床症状を発生・維持・増悪させる認知を変容させることで改善を図る心理療法である。認知療法には,ベックの認知理論に基づく認知療法(Beck, 1963)やエリスの論理情動行動療法(Ellis, 1962),マイケンバウムの自己教示訓練(Michenbaum & Goodman, 1971)などが含まれている。これら認知療法に共通する点として,(a)認知が症状を媒介すると考え,(b)そうした認知をアセスメントに利用し,(c)治療において,認知の変化を第一のターゲットとすることが挙げられる(Newell & Dryden, 1991)。認知療法は,抑うつ状態,不安障害などの精神科疾患に対する効果が注目されている(大野,1997)。

1. ベックのうつ病に対する認知療法

ベック以前のうつ病に対する見方は,感情・気分の障害(抑うつ気分)が中心であり,うつ病の症状として見られる認知の障害(悲観的な世界に対する見方)や行動の障害(活動量の低下),生物学的症状(性欲・食欲などの障害)が二次的な障害として見られていた(Twaddle & Scott, 1991)。ベックは,この考え方を逆転させ,うつ病の本質は認知の障害であり,感情の障害は二次的に生じてくると考えた(Beck, 1976)。うつ病に特有で本質的な認

知の障害を，ベックは自動思考，推論の誤り（認知の歪み），スキーマの3つのレベルから説明した。

1）自動思考（automatic thought）

自動思考とは，出来事に際して自動的に湧いてくるような考え事である。うつ病患者には認知の3特徴と呼ばれる(a) 自己，(b) 世界，(c) 未来に対する悲観的な見方がこの自動思考内に含まれると考えられている。このような自動思考によって，感情の障害や行動の障害が二次的に引き起こされると考えられている。

2）推論の誤り（systematic logical thinking error）・認知の歪み（cognitive distortion）

推論の誤り（認知の歪み）とは，出来事という刺激に対する偏った情報処理のことである。うつ病患者は，出来事の中から自身の抑うつ観念を正当化し支持するような刺激（論拠）を選択的に選び出して抽出したり，少々ネガティブな刺激を過度に破局的に解釈したりする特徴がある。このような出来事に対する情報処理の偏りや歪みは自動思考をよりネガティブに修飾する。

3）スキーマ（schema）

スキーマとは，情報処理に歪みを与え，自動思考の内容に影響を与える"その人がそれまでに蓄積してきた知識の集合体"と言うべきものである（大野，1997）。つまりスキーマとは，それまでに体験した事柄に基づいて形成され，心の底に気付かれないままに存在している個人的な確信である。このような個人の考え方の構えであるスキーマは，信念（beliefs）や根底的想定（underlying assumptions）などとも呼ばれる。具体例を用いて，スキーマがどのように感情に影響を与えるのかを考えてみる（図1）。例えば，交際中の恋人に夜何回も電話をかけたが相手が電話を取らなかった場面があるとする。相手が電話を取らなかった理由は，"気付かなかった"，"入浴していた"，"早く就寝していた"などさまざまに考えられる。この場面で，"携帯電話をバッグに入れていて気付かないのかな"と考える人は，落ち込んだり焦ったりしない

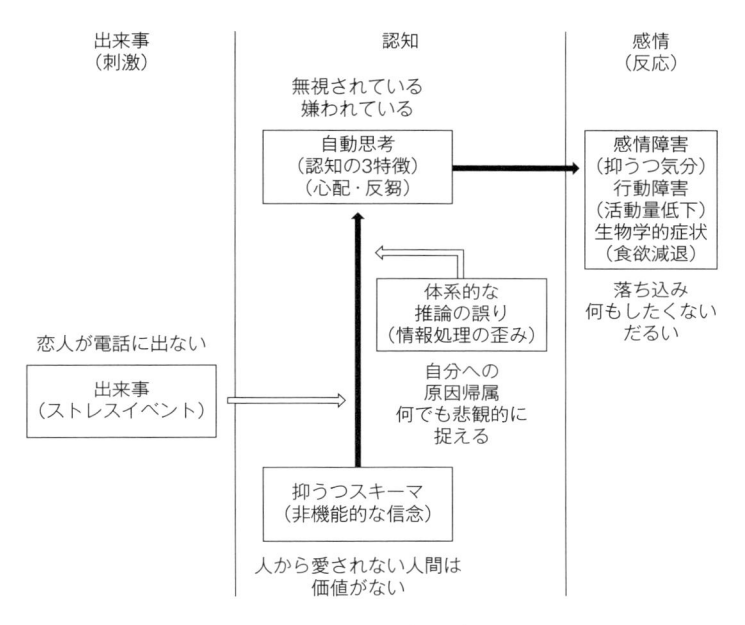

図1 ベックの認知モデル

だろう。しかし"無視されている"と考える人は気分が落ち込むことが想像できる。また，"無視されている"と考える人はその考えが生じる背景として，出来事の原因を何でも自分に帰属させたり，出来事をすべてネガティブに考えるといった情報処理をとっている可能性が高い。この背景には，"人から愛されない人間は価値がない"という強い考え方の構え（スキーマ）があるかもしれない。このような考え方の構えがあると，いつも"自分が好かれているだろうか"と確認しなければならず，ネガティブな自動思考を誘引する結果となる。

　ベックのうつ病に対する認知療法では，対象者の話を整理し，考えや思い込みを援助者と対象者が共同作業で検証していく[1]。例

1　このような治療者が患者の抱える問題を認知療法に基づいてどのように理

えば，上述の例であれば，「無視されている」という極端な判断に基づく自動思考の妥当性を検証していく。この際に重要なことは，"その考え方は偏った判断に満ちており妥当性がないものだ"と指摘することではなく，自動思考の背景にある認知の歪みやスキーマに気が付けるように導いていくことである。例えば，「無視されていると考えたのは，どうしてでしょうか？」「他にも可能性はないでしょうか？」「前に恋人が電話を取れなかった時にはどんな理由がありましたか？」といったように，対象者自身が認知の歪み・スキーマへの気付きを得られるように促していく。このプロセスにより，かたくなな認知や情報処理の偏りが柔軟になり，情動の問題や行動の問題が改善されることが期待できるのである。

2. 認知療法の展開・認知行動療法への発展

うつ病の認知療法をきっかけにして，さまざまな疾患・障害・苦悩の説明に認知的な変数の寄与の重要性が指摘されるようになった。また当時の認知心理学や情報処理理論の興隆に伴い，障害や症状に特有な情報処理の仕方（例えば，帰属のスタイルや結果の予期感・刺激の選択的な処理など）が実験的な手法で検証されるようになり，情報処理の歪みの修正により臨床上の問題を改善させようという試みがなされるようになった。また，一方で，それ以前の行動療法を行っている臨床家がベックの認知理論を取り入れるようにもなった。認知療法の考え方は，学習理論において重視される"刺激－反応"の結びつきに対し，刺激と反応の間に介在する認知や情報処理を考慮することで，行動療法の理論的側面・実務的側面を補完するものとして統合されるようになって

解することが可能か，どのような機序で問題が発生しているのかを教育的に説明し，共同作業で認知の特徴を探っていくパートナーシップを協力的経験主義（collaborative empiricism）という（Beck, 1976）。このような援助関係は患者の動機づけを高め，セルフコントロールを促すために重要であるとされている。

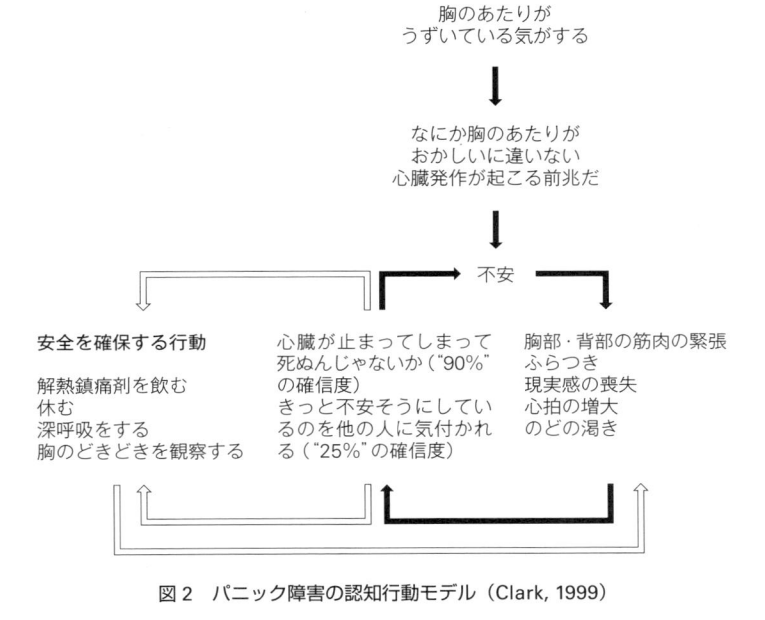

```
                    胸のあたりが
                  うずいている気がする
                         ↓
                  なにか胸のあたりが
                  おかしいに違いない
                  心臓発作が起こる前兆だ
                         ↓
                        不安
```

安全を確保する行動　　心臓が止まってしまって　　胸部・背部の筋肉の緊張
　　　　　　　　　　　　死ぬんじゃないか（"90%"　　ふらつき
解熱鎮痛剤を飲む　　　　の確信度）　　　　　　　　現実感の喪失
休む　　　　　　　　　　きっと不安そうにしてい　　心拍の増大
深呼吸をする　　　　　　るのを他の人に気付かれ　　のどの渇き
胸のどきどきを観察する　る（"25%"の確信度）

図2　パニック障害の認知行動モデル（Clark, 1999）

きている（丹野，2008）。この流れにより，近年では，臨床上の問題を認知的側面・行動的な側面の両面からアセスメントし，行動療法と認知療法を組み合わせてより効果的な治療を目指す認知行動療法が発展してきている。例えば，代表的な研究者としてクラークは，パニック障害を認知的要因と行動的要因の両面から理解する認知行動モデル（図2）を提唱している（Clark, 1999）。パニック障害の者は，心臓の鼓動を感じるとその刺激を破局的に解釈し，「胸のあたりがおかしい！　心臓発作になってしまうのではないか！」という自動思考が生じ，不安（情動）が生じる。また，不安に伴う交感神経系の亢進（生理反応）によって，より心臓の鼓動が速くなる。この刺激によってさらに自身の自動思考に対する確信度が高まり，余計に不安になるという悪循環が生じる。パニック障害を抱える者は，この不快な状況をどうにかする

ために自分の安全を確保するような行動（安全確保行動）を取ろうとするが、より不安を高めてしまったり（例えば、"ゆっくり息を吸おうと試みて余計に苦しくなる"）、不安に関するスキーマをより悲観的で強固なものにする（例：満員電車に乗ると私は必ずパニック発作が起こってしまう）結果となることが報告されている。この例のように、臨床的な問題には条件づけられた情動反応や行動の問題だけでなく、その維持・増悪に認知の問題が大きく関与していると考えられる。この例の場合には、学習性のパニック障害を解除するために暴露反応妨害法を施行するだけでなく、悲観的な自動思考を生み出す情報処理の歪み（発作が発生する可能性に対する見積もりなど）や不安スキーマに対する介入を行うことも重要である。

認知行動療法は、主に気分障害や不安障害を中心に発展していったが、近年では対象も拡大し、摂食障害やパーソナリティ障害、統合失調症などさまざまな問題の理解と援助介入への示唆を提供している。不眠症についてもその背景に条件づけられた覚醒だけでなく認知的な問題が重要視され、認知行動療法の有効性が指摘されている。

II 不眠症における認知的側面の重要性

1970年代まで、不眠症の問題は身体的覚醒（自律神経系の亢進状態）が中心であるとされていた。また、行動療法の文脈では身体的覚醒はレスポンデント条件づけとオペラント条件づけにより就寝環境と結びつき、慢性的な不眠症状をもたらすと考えられていた（第6章第2節参照）。近年では、認知療法の発展を受け、刺激（就寝環境）と反応（身体的覚醒）との間に介在する認知的側面の理解とアプローチが重要であると考えられるようになってきている。

不眠症の認知的側面の重要性に関する指摘は歴史が深く、漸進

的筋弛緩法を開発したジェイコブソンに遡ることができる。ジェイコブソンは著書"You Can Sleep Well"において精神生理性不眠（Psychophysiological Insomnia）という用語を初めて用い，原因の不明瞭な入眠障害には，行動的側面と認知的側面が関連していると記述している（Jacobson, 1938）。また，これ以降は行動的側面に関する研究・介入法が中心となっていたが，1980年代に入ると不眠症の認知的側面の重要性が注目されるようになった。リックシュタインとローゼンタールは不眠症者を対象に，自身の不眠症状が"認知的覚醒"によるものか"身体的覚醒"によるものかを評定させる研究を行っている（Lichstein & Rosenthal, 1980）。その結果，身体的覚醒よりも認知的覚醒によるものであると判断したものが10倍多かったことが明らかとなった（Lichstein & Rosenthal, 1980）。また，この研究結果を支持する形で，認知的覚醒の程度を測定する心理尺度と入眠潜時との間に有意な関連性が見出されたとする研究がいくつか報告されている（Nicassio, Mendlowitz, Fussell & Petras, 1985 ; Van Egeren, Haynes, Franzen & Hamilton, 1983）。本邦では，宗澤らによって認知的覚醒の評価尺度の開発と不眠との関連性の検討が行われている（宗澤・伊藤・根建，2007）。宗澤らは入眠時認知活動尺度（Pre-Sleep Cognitive Activity Scale：PCAS）を開発し，多面的に睡眠の質を評価するPittsburgh Sleep Quality Index（PSQI；土井・箕輪・内山・大川，1998）との関連性を検討している。その結果，PCASの各因子とPSQIの各コンポーネント得点は有意な相関を示し，入眠時の認知的覚醒（入眠時認知活動）は入眠困難症状や主観的睡眠の質の悪さと強い関連を持つことが確認されている。これらの知見から，近年では不眠症者の問題の中心は，認知的覚醒（就寝前の悲観的な自動思考の過度な生起）であると考えられるようになった。

Ⅲ 不眠症者の認知的特徴

1990年代に入ると,ベックの認知療法の考え方を応用して,認知的覚醒の背景にあると考えられる認知の歪みやスキーマといった認知的特徴に関する研究がなされるようになった。認知的覚醒に寄与していると考えられる不眠症者の認知的特徴としては,(1)睡眠に関する信念,(2)安全確保行動,(3)睡眠関連刺激に対する注意の偏り,(4)睡眠の過小評価が挙げられている。

1. 睡眠に関する信念

モリンはベックの認知療法を参考に認知的覚醒の背景に不眠症者特有の考え方の構えを取り上げている(Morin, 1993)。不眠症者には,(a)不眠により重大な損失が生じるという信念(例えば,"不眠は身体的な健康に重大な影響を与えている"),(b)睡眠に対するコントロール感と予期可能感に関する信念(例えば,"不眠は人生を台無しにする"),(c)睡眠の必要性に対する信念(例えば,"機能的に過ごすためには8時間睡眠が必要である"),(d)誤解された不眠の原因帰属(例えば,"不眠症は体内の化学物質の不調によるものだ"),(e)睡眠を促進する常習行為に関する誤った信念(例えば,"睡眠薬は不眠症を治す唯一の手段である")が存在し,これらの考え方の構えが就寝場面で活性化することで認知の歪みが生じ,認知的覚醒や後述する安全確保行動が生じると考えられた(Morin, 1993)。

モリンらはこの睡眠に関する信念の程度を測定する30項目から構成されるDysfunctional Beliefs and Attitude about Sleep Scale (DBAS)を開発している(Morin, Stone, Trinkle, Mercer & Remsberg, 1993)。DBASは入眠困難者の認知的特徴を捉える指標として数々の研究において使用され,認知療法などによる信念の変容が得点に反映されることが確認されている(例えば,Harvey, Sharpley, Ree, Stinson & Clark, 2007; Rybarczyk, Stepanski, Fogg, Lopez, Barry & Davis, 2005)。DBASの中で特に不眠症に寄与している信念として,エ

スピーらは，認知行動療法の前後で敏感に変動を示し睡眠変数との関連が強かったのは，(a)不眠がもたらす即時的な悪影響に関する信念，(b)不眠がもたらす長期的な悪影響に対する信念，(c)不眠症のコントロール必要性に関する信念，であったことを報告している (Espie, Inglis, Harvey & Tessier, 2000)。

また近年，モリンは16項目から構成されるDBASの短縮版 (DBAS-16) を作成し，(a)不眠がもたらす悪影響に関する信念，(b)不眠に対する無力感，(c)睡眠に対する過度な期待感，(d)薬物療法に対する過度な期待感，を抽出している (Morin, Vaillères & Ivers, 2007)。DBASの16項目版は，30項目版よりも簡易であり，臨床現場で用いやすいという利点を有しており，宗澤らによる日本語版が開発されている (宗澤・Morin・井上・根建，2009)。

2. 安全確保行動

安全確保行動とは，"不快な状況をどうにかするために自分の安全を確保するような対処努力"である。睡眠に関する信念がかたくなで夜間に認知的覚醒の高まっている不眠症者は，自身の睡眠をコントロールしようとさまざまな"眠るための認知的・行動的な対処努力"を行うとされている。しかしながら睡眠は本来，不随意的に生じる生理的なプロセスであるため，意図的なコントロールや眠ろうとする努力は失敗することが多いとされている (Broomfield, Gumley & Espie, 2005)。安全確保行動は，主に，問題焦点型・情動焦点型・回避逃避型の3タイプに分けられると考えられる。

問題焦点型とは"環境を変えるために行動を起こして問題を処理するという行動"である。具体的には，眠りを促進するために室温や湿度を調節したり，カーテンの遮光性を高めたりと眠りの環境を整えるといったものである。昼間に夜間睡眠のためにこのような安全確保行動を行うことは睡眠衛生の観点からは好ましいと考えられるが，夜間のこのような努力への従事は覚醒水準の上

昇から入眠潜時を延長させてしまう可能性がある。また，学習理論の観点から考えても"就寝環境＝眠る場所"という連合を弱めてしまうため逆効果となる場合が多い。

　情動焦点型とは"自身の感情を調節しようとする努力"である。例えば，夜間に"眠れないと明日の仕事が大変だ……眠らなければ"という心配に苛まれているときに，"こんな風に考えてもしょうがない。考えないようにしよう"といった思考への対処などである。このような安全確保行動は，思考抑制（thought suppression）と呼ばれ，かえって認知的覚醒を高めるとされている（Harvey, 2002, 2005）。思考抑制は，強迫性障害における強迫観念の維持・増悪に寄与する認知的な安全確保行動として知られており，侵入的で不快な考え事をしないようにしようと努力すると，むしろその考え事で頭の中が占有されてしまう（Salkovskis, 1989 ; Wegner, Scheneider, Carter & White, 1987）。

　回避・逃避型とは，"脅威となる状況から自身を遠ざける努力"である。例えば，"眠る"という状況から回避するために，寝床の上でテレビをみたり本を読んだりと，眠ることを避けるといったものである。このような安全確保行動は，一過性に認知的覚醒を下げる場合もあるが，学習理論の観点から考えると，"就寝環境＝眠る場所"という連合を弱めてしまう結果となり，逆効果となる。

3．睡眠関連刺激に対する注意の偏り

　不眠症に特徴的な認知の歪みとして，睡眠関連刺激に対する注意の偏りが挙げられている。慢性的な不眠症者は就寝場面で認知的覚醒が高まってくると，意図的に（または無意図的に）睡眠に関連する刺激（事象）に注意を向け，その刺激の観察に従事するとされている（Harvey, 2002）。このような注意の向け方は，平時には気付かないような意味のない感覚や手がかりをわざわざ発見させる機能があり，それらは心配や反芻を増悪すると考えられ

ている (Clark, 1999)。不眠症者は他の場面では気にしたことのない，就寝場面での時計の音や些細な身体の感覚に注意が占有され，"また今日も眠れないのではないか"などの心配を強めていることが予測される。不眠症者における注意の偏りは，主に情報処理課題を用いた研究（中性刺激と睡眠関連刺激を実験的に提示し，反応を求め，その反応潜時の違いを検討する）（例えば，MacMahon, Broomfield & Espie, 2006）や睡眠関連刺激への注意の固着を評価する研究（山本・宗澤・野村・根建，2007；Semler & Harvey, 2004）などから検証されている。山本・野村（2009）は，入眠障害がある者に対し数息観（自然に生じる呼吸による胸部の感覚に注意を向け，呼吸数を数える方法）を用いた注意統制の効果検証研究を行った結果，数息観を行った群は統制群と比較して，睡眠関連刺激への注意固着傾向が低減し，入眠潜時が短縮したことを報告している。これらの研究から，睡眠関連刺激に対する注意の偏りは入眠時の認知的覚醒の増強に寄与し，不眠症状の維持・増悪と関連していることが推測される。

4. 睡眠の過小評価

不眠症者は自身の総睡眠時間や入眠潜時を過小評価していることが多くの研究で示唆されている（例えば，Frankel, Buchbinder, Coursey & Snyder, 1976；Perlis, Smith, Andrews, Orff & Giles, 2001）。以前は，このような自身の睡眠に対する過小評価は不眠症の二次的な認知的症状であると考えられてきた。しかしながら，近年ではこのような解釈の歪みこそが，不眠症者に自身の睡眠が不十分であると信じさせ，夜間の認知的覚醒を維持・増強し，不眠の困難感を導いていると考えられている（Harvey, 2002）。睡眠評価の歪みは，客観的な睡眠変数と主観的な睡眠評価の乖離によって評価されるが，不眠症では自身の就寝環境と眠れないことの結びつきが症状理解に重要であると考えられているため，アクチグラフなどのポータブル機器を用いた客観的な睡眠評価と，睡眠日誌

を用いた主観評価の乖離が検討されている（例えば，Wicklow & Espie, 2000）。

IV　不眠症の認知情報処理モデル

　不眠症者は，(a)十分な睡眠を取れないと健康に悪影響があるというかたくな信念を持っていること，(b)眠ろうとさまざまな努力をしているが逆効果となっていること，(c)就寝場面で不眠を意識するような刺激（時計の音や身体感覚）に注意・観察を向けていること，(d)自身の睡眠を実際よりも悪く評価していること，などの認知的特徴を持っており，これらは，認知的覚醒を増強し，不眠症状の発生・維持・増悪に寄与している。また，近年では，これらの不眠症者の認知的特徴に関する基礎的な研究を統合し，認知的情報処理的観点から構成された認知モデルの提案がなされている。ここでは，特に近年注目されている2つの代表的な不眠症の認知モデルを紹介する。

1．ハーヴェイの認知モデル

　ハーヴェイは，これまでの不眠症者の認知的特徴に関する研究を統合し，A cognitive model of insomnia を提案した（図3；Harvey, 2002, 2005）。このモデルによれば，不眠症者は就寝すると，認知的覚醒が高まり二次的に覚醒と不快感が生じる。また覚醒水準が高まると，自身の認知的覚醒を高めるような刺激に選択的に注意を向けるようになり，睡眠に対する見積もりが否定的になる（情報処理の歪み）。さらに，このような情報処理の偏りは認知的覚醒を増強する結果となり，不眠症状の維持と関連するとしている。

2．エスピーの Attention-Intention-Effort Pathway モデル

　エスピーらは，これまでの認知情報処理研究を踏まえ Attention-Intention-Effort Pathway（A-I-E モデル）を提唱した（図4；Espie,

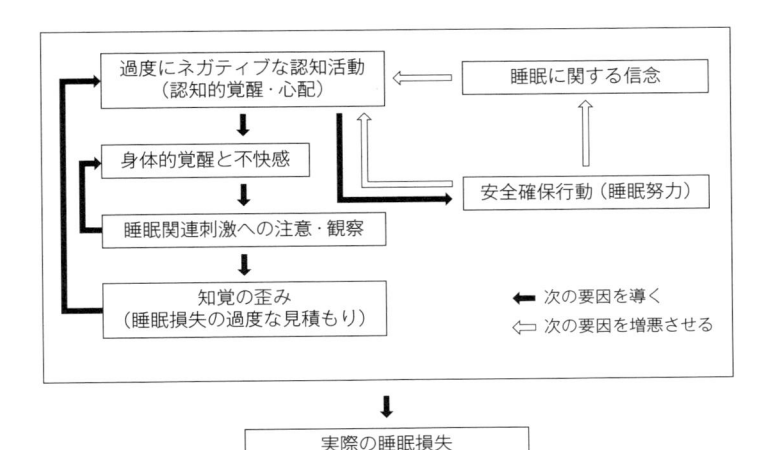

```
┌─────────────────────────────────────────────────────────┐
│  ┌──────────────────┐         ┌──────────────┐          │
│→│過度にネガティブな認知活動│⇐────│睡眠に関する信念│          │
│ │  (認知的覚醒・心配)  │         └──────────────┘          │
│ └──────────────────┘                   ⇑                │
│  ┌──────────┐                          │                │
│ │身体的覚醒と不快感│                  ┌──────────────┐   │
│ └──────────┘                        │安全確保行動(睡眠努力)│   │
│  ┌──────────────┐                    └──────────────┘   │
│ │睡眠関連刺激への注意・観察│                                │
│ └──────────────┘                                        │
│  ┌──────────────┐       ← 次の要因を導く                │
│ │   知覚の歪み    │       ⇐ 次の要因を増悪させる           │
│ │(睡眠損失の過度な見積もり)│                                │
│ └──────────────┘                                        │
└─────────────────────────────────────────────────────────┘
                    ↓
            ┌──────────────┐
            │  実際の睡眠損失  │
            └──────────────┘
```

図3 ハーヴェイの認知モデル
(Harvey (2002, 2005) より引用したものを改変)

Broomfield, MacMahon, Macphee & Taylor, 2006)。A-I-Eモデルでは，特に注意の偏り・安全確保行動が一過性の不眠症と慢性的な精神生理性不眠を弁別する重要な認知的特徴であると規定している。人間の睡眠は，睡眠－覚醒リズムや生体の恒常性維持機構の働きといった不随意的なプロセスによって制御されている。このような睡眠の機構はさまざまなストレッサーによって影響を受けることによって一過性の不眠症状が生じる。一過性の不眠の状態ではストレッサーに注意が向いている状態であり，ストレッサーが撤去されるなどすると，普段の睡眠に戻ることができる。一方で，慢性的な精神生理性不眠の状態では，ストレッサーが撤去された後でも，覚醒を高めるような睡眠関連刺激に対して注意が占有されてしまうとされている。睡眠関連刺激に注意が向くと，その睡眠刺激をどうにかしようという意図が生じ，実際にさまざまな努力（安全確保行動）を行う。このような特徴から，Espieは精神生理性不眠症をAttention-Intention-Effort Syndrome (A-I-E症候群) と表現している (Espie, 2007)。

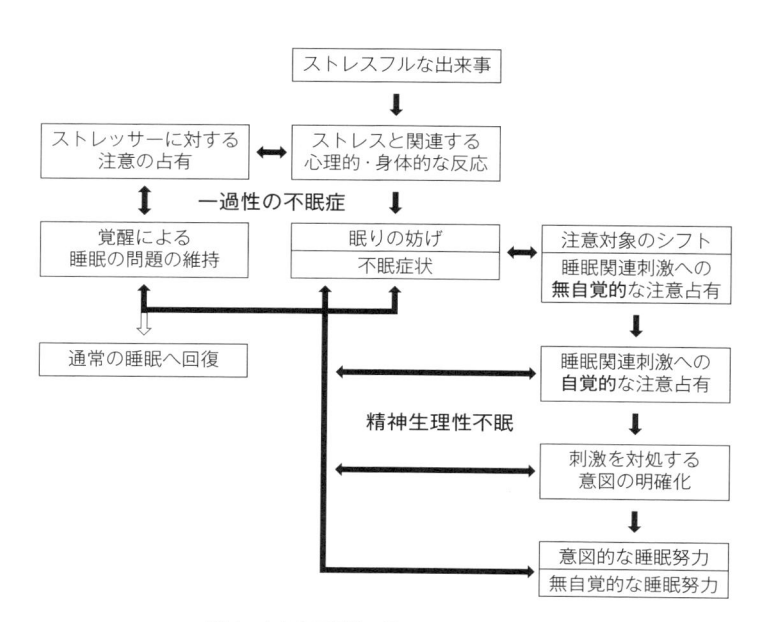

図4 A-I-E モデル（Espie et al., 2006）

V 不眠症に対する認知的介入法

これまで述べてきたように，不眠症はその認知的側面に関する知見の蓄積，および認知を査定することの重要性が示されている。また近年では，認知の変化を目的とする介入方法が提案されている。特に臨床場面では自動思考の内容に影響を及ぼす信念に対する対処，および就寝時の過度で悲観的な自動思考（認知的覚醒）への対処が重要である。そこで本稿では，海外の先行研究により提案されているこれらの方法を紹介する。

1. 睡眠に関する信念を変容させる技法

信念（スキーマ）は，"心の底に気付かれないままに存在している個人的な確信"であり，このような信念を変容させるためには，自分自身の非機能的な考え方の構えに気付くことが重要であ

表1　3つのコラム

状況（出来事）	浮かんできた考え事（自動思考）	気分や感情とその感情の強さ（自動思考に伴う情動）	
夜テレビをみている時	「今夜もちょっとしか眠れないに違いない。明日が大変だ……」	不安	80
布団で横になったままの午前4時	「この眠れない状況をなんとかする方法を見つけないと……」	無力感	90
仕事が効率的にできない	「昨日あんなに眠れなかったからだ」	いらいら	60

(Morin & Espie (2003) より引用したものを改変)

る。睡眠に関する信念に気付くための方法としては，前述のDBASなどの査定ツールを用いてどのような信念をどの程度有しているかを数値化する方法や，コラム法を用いた方法などが存在する。

　コラム法とは，"日常の自動思考を記録する方法"であり，認知療法の実践において用いられる。普段は意識しないような自分自身の認知の歪みに気付くための方法である。コラム法には複数の種類があるが，"3つのコラム"という方法はその代表的なものである（表1；Morin & Espie, 2003）。3つのコラムでは，(a)不快感情を導いた状況や環境，(b)その状況で生じた自動思考，(c)その時の感情の状態と感情価を記録する。このような記録を取ることによって，普段は意識にのぼらないような自動思考を収集することができる。例えば，表1では，悲観的な自動思考の内容として，"明日が大変だ"，"仕事ができないのは昨晩の睡眠のせい"といったように，"眠れないと日中の活動に影響がある"と意識していることがわかる。このようにコラムをつけることで，自動思考の内容を検討し，その背景にある信念を検討することが可能となる。コラム法の有用な点としては，(a)睡眠に関する信念・認知の歪みを治療者が検討するのに整理しやすい点，(b)不眠症者自身が自

表2　5つのコラム

状況 (出来事)	浮かんできた考え事（自動思考）	気分や感情 感情の強さ	代替となる考え（合理的・有用な考え）	代替の考えに伴う感情の強さ
夜中に眠れずに布団の中にいる時	「きっと明日は仕事が効率的にできないだろうな」	不安　80	「今心配する必要はない。よく眠れなかった次の日でも仕事がうまくできる日もあるし」	不安　25

(Morin & Espie（2003）より引用したものを改変)

分の認知の特徴について知ることができる点（セルフモニタリングとしての機能）が挙げられる。コラム法によって、自身の認知のスタイルに気付きを得ることができた後、自動思考とその背景にある信念は現実的に"妥当"であるか、患者にとって"有用"であるかを患者と治療者が共同で検討していく。このプロセスを経ることにより、患者は"過度に日中の苦悩を睡眠に帰属していたこと"や"不眠の影響を過度に気にしていたこと"などの認知の歪みに気付くことができる。また、治療者と患者の直接的な共同作業以外にも、患者自身が認知を検討しその歪みに気付けるようにホームワークを用いる場合もあり、具体的な方法としては"5つのコラム"という方法がある（表2：Morin & Espie, 2003）。これは先ほどの"3つのコラム"を応用し、"代替となる考え"、"代替となる考えを用いた時の感情状態・感情価"を記録する方法である。患者は表2のように、自身の自動思考の妥当性や有用性を検討し、その代わりとなる考えに置き換え、その時の感情の変化を実際に経験することで、自分自身の考え方を改めて検討する。この方法は、認知的再体制化（Cognitive Restructuring）と呼ばれ、不眠症者を対象とした多くの研究（例えば、Morin, Blais & Savard, 2002；Verbeek, Schreuder & Delerck, 1999；Espie, Inglis, Tessier &

Harvey, 2001）で用いられている。

　信念の変容を変容させるコラム法以外の方法としては，行動実験（Behavioral Experiment）が挙げられる。行動実験とは，信念や行動の妥当性を検討するために，現実の場面で主観的な評価が本当に客観的な評価と合致しているかどうかを実際に自分自身で確認検討する方法である。タンとハーヴェイは，不眠症者を対象にアクチグラフを用いた睡眠状態の客観的評価と睡眠日誌による主観的評価の乖離を提示するという研究を行っている（Tang & Harvey, 2004）。この結果，乖離を提示された群は提示されなかった群と比較して，入眠潜時の見積もりが正確になり睡眠に対する不安やとらわれの傾向が減少したことが報告された。また，タンとハーヴェイは，評価の乖離に関する言語的なフィードバックと行動実験を比較した検討も行っており，行動実験が不眠症状，睡眠に対する不安の低減により効果的であったことを報告している（Tang & Harvey, 2006）。

2. 自動思考への対処

　自動思考に代表される認知的覚醒を直接的に低減させる方法として，認知統制法（Cognitive Control）や思考妨害法（Thought Blocking）が提案されている。認知統制法（Espie & Lindsay, 1987）とは，刺激制御法の応用で，入眠時の思考を夕方などにあらかじめ整理しておくという方法である。その日にあったこと（それについて感じたこと）や明日行うことを夕方にメモし，就寝後に心配・反芻が起こった時には，それらがすでにメモによって整理したことを思い出すようにする（Morin & Espie, 2003）。不眠症者は，就寝環境が考え事をする場になっており，考え事にふけることに対する有用性を感じている者が多い。しかし，認知統制法を用いることによって，"就寝環境＝考える場"という学習された連合を弱めることが期待でき，就寝時の認知的覚醒が低減されると考えられている。また，思考妨害法（Levey, Aldaz,

Watts & Coyle, 1991）とは，作業記憶の容量をいっぱいにすることによって入眠時の過度に繰り返される心配・反芻を妨害する方法である。例えば，就寝場面において"the"という言葉（無意味な語）を頭の中で繰り返す（難しい場合，声に出してもよいが小さい声で行う）(Morin & Espie, 2003)。このことにより，頭の中が無意味な言葉で占有されるため，他の刺激の処理が妨げられ，ネガティブな自動思考が低減すると考えられている。この方法は，安全確保行動の低減という観点からも有用であると考えられている。前述したように，心配事を"考えないようにしよう"とする思考抑制は，かえって心配や反芻を強めてしまう。しかし，思考妨害法で用いられるような中性的で意味のない言葉を繰り返すことは，ネガティブな自動思考だけでなく，不適切な安全確保行動である思考抑制の生起も抑えられる。なお，昔からよく知られている"羊を数える"という方法は，理論的には思考妨害法と同一のものであり，本来ならばその効果も期待できる。しかし，"羊が1匹……"と数えていくうちに数が増えてくると，それ自体が眠れていないことを意識する内容になってしまう。また，この方法があまりにも有名になってしまったことから，羊＝睡眠（不眠）という意識が強固なものとなってしまい，羊のイメージ自体が眠れないことを意識させる刺激となっている場合も多い。

　安全確保行動と認知的覚醒の悪循環を断ち切る方法として，逆説的志向（paradoxical intention）はこれまで数多くの研究が行われている。逆説的志向とは，フランクルにより創始された実存分析における一技法であり，不安から目をそらさずに向き合うというものである（Frankl, 1955）。実存分析では不安や恐怖といった体験は，抑えようとしたり逃げようとするとむしろ大きくなってしまうと考えている（思考抑制の逆説的効果）。そこで反対にその不安を大きくしてみようといった努力を行うのが逆説的志向である。不眠症の場合には，"眠ろう"という努力から逆説的に"起きているようにしよう"という逆説的な努力を試みることが

逆説的志向にあたる。逆説的志向は，不眠症の認知的介入研究の初期の頃から用いられており，1970年代半ばからケーススタディが行われている（例えば，Ascher & Efran, 1978）。また，ターナーとアッシャーは逆説的志向の効果を検討するため無作為抽出比較対照実験を行っている（Turner & Ascher, 1979）。その結果，逆説的志向は刺激制御法やリラクセーションといった行動療法と同等の効果があり，プラセボ群・ウェイティングリスト群と比較して睡眠改善効果が高かったとしている（Turner & Ascher, 1979）。なお，逆説的志向は単独の技法として American Academy of Sleep Medicine が推奨する入眠困難・中途覚醒に対する"ガイドライン"レベル[2]であるとされている（Morgenthaler et al., 2006）。

　これまで紹介してきた認知的統制法，思考妨害法，逆説的志向は就寝時の自動思考を直接的に低減させる方法であるが，近年では思考の生起を妨害したり，思考内容を変容させるのではなく，就寝後の注意の向け方を工夫し"思考が持つ機能（思考と患者自身との関係性）"を変容させる方法が提案されている。その代表的な方法としてマインドフルネス認知療法（Mindfulness Based Cognitive Therapy）が挙げられる。マインドフルネスとは，"いま・ここでの自身の状態や認知を無評価的な立場から気づきを向け，あるがままに知覚する"という態度（こころの持ち方）を指す（Kabat-Zin, 1990）。ここで重要なことは，いま・ここでの状態を知覚しながら，その時の思考や感情に囚われていない状態であるということである。このような態度は本来ヨーガや禅における注意集中型瞑想の中核的要素である。マインドフルネス認知療法では思考の内容の修正や変容は目的とせず，メタ認知のレベルで思考（認知）との関係性の変容を目的としている。メタ認知とは一般的には"認知に

---

[2] "ガイドライン"レベルとは，各障害に対する治療方略として最高位の"スタンダード"レベルの次に高いエビデンスレベルであることを表し，比較対照研究を経て臨床的にある程度の効果が確認されている技法に与えられる称号である。

関する知識"あるいは"認知についての認知"として理解されている（Flabell, 1979）。また，メタ認知には，自分の認知に関する知識を獲得することの他に，計画すること，モニターすること，評価することなどの制御的過程も含まれる（Marlatt et al., 2004）。つまり，マインドフルネス認知療法によってメタ認知のレベルで思考（認知）との関係性が変容されると，たとえさまざまな自動思考が生起したとしても，その思考に囚われることなく，無評価的でいられるようになる。マインドフルネス認知療法の不眠症への応用は近年，大きな注目を集めており（Broomfield et al., 2005 ; Lundh, 2005），ランディとヒンダーマーシュはメタ認知的自己観察課題（Meta-Cognitive Observation Task）の不眠症への臨床応用に関する研究を行っている（Lundh & Hindermarsh, 2002）。メタ認知的自己観察課題とは，"考え事・気持ち・身体感覚を変えようとすることなく，それらに対してただ観察を向けるという課題"である。この課題を昼間に練習し，夜間の不眠症状が生起した際に行うことによって入眠潜時の短縮，総睡眠時間の延長，睡眠効率の上昇が確認されている（Lundh & Hindermarsh, 2002）。また，マインドフルネス・ベイスド・ストレス・リダクション（Mindfulness Based Stress Reduction : MBSR）は，カバット＝ジンによって開発された実践的なプログラムである（Kabat-Zin, 1990）。MBSRは，ボディスキャン（つま先から上体に向けて順々に体の部位の感じを意識する）や正座瞑想（正座をして思考の流れやこころの状態を観察する）などを体系的に体験していく8週間のプログラムであり，うつ病や不安障害といった障害に効果的であるとされている（Grossman, Niemann, Schmidt & Walach, 2004）。オングらは，MBSRを不眠症者に適用し，MBSRの前後において入眠潜時の短縮・総睡眠時間の延長・睡眠効率の上昇・就寝後の不安感が低減したことを報告している（Ong et al., 2008）。

まとめ

本節では，不眠症における認知の問題と，それらに対する認知療法の理論的背景と臨床応用について概観した．本節で述べたように，近年では不眠症者の問題として，彼らの認知的な特徴と，夜間の認知的覚醒の問題が注目されている．これらの問題は，不眠症者の"眠れない"といった苦悩の生起・維持・悪化を説明する重要な要因と考えられる．しかし，「認知的側面に関する研究は進んだものの，新しい介入方法の提案は少ない」(Lundh & Hindermarsh, 2002) と指摘されているように，不眠症を認知的側面から理解する試みや認知モデルの提案はなされているものの，それらに基づく実践的な研究は少ない．不眠症に対する認知療法は行動療法と同様に，我が国の不眠症医療・心理援助に大きな効果が期待されるものである．今後は，不眠症者の認知の査定や援助技法の体系化とその効果検証，そして認知療法の実践家の育成が望まれる．

文　献

Ascher LM & Efran J (1978) The use of paradoxical intention in cases of delayed sleep-onset insomnia. Journal of Consulting and Clinical Psychology 46 ; 547-550.

Beck AT (1963) Thinking and depression : I. Idiosyncratic content and cognitive distortions. Archives of General Psychiatry 9 ; 324-333

Beck AT (1976) Cognitive therapy and emotional disorders. International University Press, New York.（大野裕訳（1990）認知療法――精神療法の新しい発展（認知療法シリーズ）．岩崎学術出版社，東京．）

Broomfield NM, Gumley AI & Espie CA (2005) Candidate cognitive process in psychophysiologic insomnia. Journal of Cognitive Psychotherapy 19 ; 5-18.

Clark DM (1999) Anxiety disorders : Why they persist and how treat them. Behaviour Research and Therapy 37 ; 5-27.

土井由利子・箕輪眞澄・内山真・大川匡子（1998）ピッツバーグ睡眠質問表日本語版の作成．精神科治療学 13 ; 755-763.

Ellis A (1962) Reason and Emotion in Psychology. Lyle Stuart, New York.

Espie CA (2007) Understanding insomnia through cognitive modeling. Sleep Medicine 8 suppl. 4 ; 3-8.

Espie CA, Broomfield NM, MacMahon KMA, Macphee LM & Taylor LM (2006) The attention-intention-effort pathway in the development of psychophysiologic insomnia : A theoretical review. Sleep Medicine Reviews 10 ; 215-245.

Espie CA, Inglis SJ, Harvey L & Tessier S (2000) Insomniacs' attributions : Psychometric properties of the Dysfunctional Beliefs and Attitudes about Sleep Scale and the Sleep Disturbance Questionnaire. Journal of Psychosomatic Research 48 ; 141-148.

Espie CA, Inglis SJ, Tessier S & Harvey L (2001) The clinical effectiveness of cognitive behavior therapy for chronic insomnia : Implementation and evaluation of a sleep clinic in general medical practice. Behaviopur Research and Therapy 39 ; 45-60.

Espie CA & Lindsay WR (1987) Cognitive strategies for the management of severe sleep-maintenance insomnia : A preliminary investigation. Behavioural Psychotherapy 15 ; 388-395.

Flavell JH (1979) Metacognition and cognitive monitoring : A new area of cognitive developmental inquiry. American Psychologist 34 ; 906-911.

Frankel BL, Buchbinder R, Coursey R & Snyder F (1976) Recorded and reported sleep in chronic primary insomnia. Archives of General Psychiatry 33 ; 615-623.

Frankl VE (1955) The doctor and the soul : From psychotherapy to logotherapy. Knopf, New York.

Grossman P, Niemann L, Schmidt S & Walach H (2004) Mindfulness-based stress reduction and health benefits : A meta-analysis. Journal of Psychosomatic Research 57 ; 35-43.

Harvey AG (2002) A cognitive model of insomnia. Behaviour Research and Therapy 40 ; 869-893.

Harvey AG (2005) A cognitive theory and therapy for chronic insomnia. Journal of Cognitive Psychotherapy 19 ; 41-59.

Harvey AG, Sharpley AL, Ree MJ, Stinson KS & Clark DM (2007) An open trial of cognitive therapy for chronic insomnia. Behaviour Research and Therapy 45 ; 2491-2501.

Jacobson E (1938) You Can Sleep Well. McGraw-Hill Book Company Inc, New York.

Kabat-Zin J (1990) Full Catastrophe Living : Using the Wisdom of Your Body and Mind to Face Stress, Pain and Illness. Delacorte Press, New York.（春木豊訳（2007）マインドフルネスストレス低減法．北大路書房，京都．）

Levey AB, Aldaz JA, Watts FN & Coyle K (1991) Articulatory suppression and the treatment of insomnia. Behaviour Research and Therapy 29 ; 85-89.

Lichstein KL & Rosenthal TL (1980) Insomniacs' perception of cognitive versus somatic determinants of sleep disturbance. Journal of Abnormal Psychology 89 ;

105-107.
Lundh LG (2005) The role of acceptance and mindfulness in the treatment of insomnia. Journal of Cognitive Psychotherapy 19 ; 29-39.
Lundh LG & Hindermarsh H (2002) Can meta-cognitive observation be used in the treatment of insomnia? : A pilot study of a cognitive-emotional self-observation task. Behavioural and Cognitive Psychotherapy 30 ; 233-236.
MacMahon KMA, Broomfield NM & Espie CA (2006) Attention bias for sleep-related stimuli in primary insomnia and delayed sleep phase syndrome using the dot-probe task. Sleep 29 ; 1420-1427.
Marlatt GA, Witkiewitz K, Dillworth TM, Bowen SW, Parks GA, Macpherson LM, Lonczak HS, Larimer ME, Simpson T, Blume AW & Crutcher R (2004) Vipassana meditation as a treatment for alcohol and drug use disorders. In : Hayes SC, Follette VM & Linehan M (Eds.) Mindfulness and Acceptance : Expanding the Cognitive-behavioral Tradition. Guilford Press, New York.（勝倉りえこ訳（2005）アルコール／薬物使用障害の治療法としてのヴィパッサナー瞑想．In：武藤崇ほか監訳，春木豊監修：マインドフルネス＆アクセプタンス──認知行動療法の新次元．ブレーン出版，東京，pp.363-399.）
Michenbaum D & Goodman J (1971) Training implusive children to talk to themselves : A means of developing self control. Journal of Abnormal Psychology 77 ; 115-126.
Morgenthaler T, Kramer M, Alessi C, Friedman L, Boehlecke B, Brown T, Coleman J, Kapur V, Lee-Chiong T, Owens J, Pancer J & Swick T (2006) Practice parameters for the psychological and behavioral treatment of insomnia : An update. an American Academy of Sleep Medicine Report. Sleep 29 ; 1415-1419.
Morin CM (1993) Insomnia : Psychological Assessment and Management. Guilford Press, New York.
Morin CM, Blais F & Savard J (2002) Are changes in beliefs and attitudes about sleep related to sleep improvements in the treatment of insomnia? Behaviour Research and Therapy 40 ; 741-752.
Morin CM & Espie CA (2003) Insomnia : A Clinical Guide to Assessment and Treatment. Kluwer Academic, Plenum Publishers, New York.
Morin CM, Stone J, Trinkle D, Mercer J & Remsberg S (1993) Dysfunctional beliefs and attitudes about sleep among older adults with and without Insomnia complaints. Psychology and aging 8 ; 463-467.
Morin CM, Vallières A & Ivers H (2007) Dysfunctional Beliefs and Attitudes about Sleep (DBAS): Validation of a brief version (DBAS-16). Sleep 30 ; 1547-1554.
宗澤岳史・伊藤義徳・根建金男（2007）大学生を対象とした入眠時認知活動

尺度の作成と信頼性・妥当性の検討．行動療法研究 33；123-132．

宗澤岳史・Morin CM・井上雄一・根建金男（2009）睡眠に対する非機能的な信念と態度質問表の開発──不眠症者の認知と行動に関する問題の評価．睡眠医療 3；396-403．

Newell R & Dryden W (1991) Clinical problems : An introduction to the cognitive-behavioural approach. In : Dryden W & Rentoul R (Eds.) Adult Clinical Problems : An Introduction to the Cognitive-behavioral Approach. Routledge, London.（丹野義彦訳（1996）第1章 認知行動アプローチの基礎理論．In：丹野義彦監訳：認知臨床心理学入門──認知行動アプローチの実践的理解のために．東京大学出版会，東京，pp.9-54.）

Nicassio PM, Mendlowitz DR, Fussell JJ & Petras L (1985) The phenomenology of the pre-sleep state : The development of the pre-sleep arousal scale. Behaviour Research and Therapy 23；263-271.

Ong JC, Shapiro SL & Manber R (2008) Combining mindfulness meditation with cognitive-behavior therapy for insomnia : A treatment-development study. Behavior Therapy 39；171-182.

大野裕（1997）第3章 認知療法．In：岩本隆茂ほか編：認知行動療法の理論と実際．培風館，東京，pp.29-48．

Perlis ML, Smith MT, Andrews PJ, Orff H & Giles DE (2001) Beta/Gamma EEG activity in patients with primary and secondary insomnia and good sleeper controls. Sleep 24；110-117.

Rybarczyk B, Stepanski E, Fogg L, Lopez M, Barry P & Davis A (2005) A placebo-controlled test of cognitive behavioral therapy for comorbid insomnia in older adults. Journal of Consulting and Clinical Psychology 73；1164-1174.

Salkovskis PM (1989) Cognitive-behavioral factors and the persistence of intrusive thoughts in obsessional problems. Behaviour Research and Therapy 27；677-682.

Semler CN & Harvey AG (2004) An investigation of monitoring for sleep-related threat in primary insomnia. Behaviour Research and Therapy 42；1403-1420.

Tang NKY & Harvey AG (2004) Correcting distorted perception of sleep in insomnia : A novel behavioural experiment? Behaviour Research and Therapy 42；27-39.

Tang NKY & Harvey AG (2006) Altering misperception of sleep in insomnia : Behavioral experiment versus verbal feedback. Journal of Consulting and Clinical Psychology 74-4；767-776.

丹野義彦（2008）第1章 認知行動療法とは．In：内山喜久雄・坂野雄二編：認知行動療法の技法と臨床．日本評論社，東京．

Turner RM & Ascher LM (1979) Controlled comparison of progressive relaxation, stimulus control and paradoxical intention. Journal of Consulting and Clinical Psychology 47；500-508.

Twaddle V & Scott J (1991) Depression. In : Dryden W & Rentoul R (Eds.) Adult Clinical Problems : An Introduction to the Cognitive-behavioral Approach. Routledge, London.（坂本真士訳（1996）第3章 抑うつ．丹野義彦監訳：認知臨床心理学入門――認知行動アプローチの実践的理解のために．東京大学出版会，東京，pp.113-180.）

Van Egeren L, Haynes SN, Franzen N & Hamilton J (1983) Presleep cognitions and attributions in sleep onset insomnia. Journal of Behaviour Medicine 6 ; 217-232.

Verbeek I, Schreuder K & Delerck G (1999) Evaluation of short-term nonphamacological treatment of insomnia in a clinical setting. Journal of Psychosomatic Research 47 ; 369-383.

Wegner DN, Scheneider DJ, Carter SR & White TL (1987) Paradoxical effects of thought suppression. Journal of Personality and Social Psychology 53 ; 5-13.

Wicklow A & Espie CA (2000) Intrusive thoughts and their relationship to actigraphic measurement of sleep : Towards a cognitive model of insomnia. Behaviopur Research and Therapy 38 ; 679-694.

山本隆一郎・宗澤岳史・野村忍・根建金男（2007）入眠時選択的注意尺度（PSAS）の開発．早稲田大学臨床心理学研究 6 ; 133-141.

山本隆一郎・野村忍（2009）入眠時選択的注意が入眠困難に及ぼす影響――数息観による注意の統制を用いた検討．行動医学研究 15 ; 22-32.

Chapter 7

不眠症の認知行動療法の実際

宗澤 岳史

はじめに

第6章では,不眠症に対する認知行動療法(Cognitive Behavior Therapy for Insomnia : CBT-I)の理論的背景とその方法について述べた。ただし,第6章で紹介した内容は,これまで主にアメリカとイギリスを中心に理論化,実践されてきた内容が主であり,日本人を対象としたものではない。これらの内容が CBT-I の根幹となることは間違いないが,文化的な背景や,医療体制などが異なる日本において,海外で用いられている方法をそのまま利用することは,必ずしも良好な結果をもたらさない。そこで本章では,第1節において日本人を対象とした CBT-I プログラムの構成について述べ,第2節では CBT-I を適用した事例を紹介する。さらに第3~5節では,CBT-I による不眠症治療に求められる「睡眠薬の減薬/中止」,「集団療法」,「うつ病の合併症例に対する処置」についても述べるものとする。

Section 1 日本人を対象とした CBT-Iプログラム

宗澤　岳史

　第6章で述べたように，不眠症に対する認知行動療法（CBT-I）は主に，(1)睡眠衛生教育，(2)行動療法，(3)認知療法の3つの要素で構成される。ただし，治療に際しては単純にこれらを実施すれば良いというものではなく，治療段階や患者の状態によって変化しうる。

　CBT-Iの治療プログラムは治療の段階によってその内容が異なる。治療初期にはアセスメントと教育，治療中期には行動療法と認知療法，治療後期には認知療法が中心となる。典型的な患者であれば，1～2回の面接でアセスメントと教育，機能分析を行い，具体的な技法の施行に入る。患者の来院間隔にもよるが，治療期間は6～10セッション（3～6カ月）を目安とし，期間内での症状の改善を目標とする。アメリカやイギリスでは，治療前に治療契約を結び，半ば強制的に決まった治療プログラムを実施する場合が多いが，日本の医療体制や日本人の性質を考慮すると，この方法を取ることは困難である。そのため，日本人を対象とした治療プログラムでは，綿密な機能分析を行った上で，個人の特徴を考慮して柔軟に変化させ，一度に多くのことを実施せず，状況に応じて段階的な計画を組むことが重要である。また特定の技法を実施することに固執してしまうと治療抵抗を受けたり，かえって悪影響を与える場合もある。特に不眠症患者は神経質性の高い者が多いため，治療者は決まりを守ることよりも，個人に合った方法を検討するべきである。

また，不眠症は主に入眠障害，中途覚醒，早朝覚醒，熟眠障害の4つのタイプに大別される。CBT-Iでは，これら症状のタイプによって多少の修正は必要であるものの，治療内容に大きな違いは生じない。例えば，CBT-Iの治療の中心である自動思考への対処は，寝付きはスムーズで入眠障害はないが，中途覚醒を訴える患者に対しては適用されないと受け取られる場合がある。しかし，これは誤りである。CBT-Iが治療標的とするのは，症状そのものではなく，その症状を生起，または維持させる要因である。中途覚醒のみを訴える場合でもあっても，問題とされるのは夜間に目が覚めること自体ではなく，覚醒を誘引する認知的覚醒や身体的緊張，もしくは中途覚醒後の再入眠困難に関わる自動思考である。そのため，中途覚醒を主訴とする患者であっても，基本的な治療方針は入眠障害のものと同様であり，他の症状のタイプについても同じことが言える。

　治療開始後一定の期間（3〜6カ月）を過ぎても不眠症状や気分に変化が認められなかった場合には，改めて機能分析をやり直し，治療計画を立て直す必要がある。なお，CBT-Iは服薬の有無にかかわらず実施可能であるため，本稿で述べる治療プログラムの構成は服薬の有無で大きく変化するものではない。

I　治療初期（1〜3セッション）

　治療初期はアセスメントと教育が中心となる。典型的な患者であれば，1〜2回の面接でアセスメントを行い，その結果をもとに教育と機能分析を行う。

1.「アセスメント」

　アセスメントについては，基本的な既往歴や生活状況の他に，不眠症者の睡眠に対する信念などの認知行動問題を評価することが重要である（表1）。基本的な睡眠習慣の評価にはピッツバー

表1　アセスメントにおける確認事項

既往歴
- 症状のタイプ
- 重症度
- 初発年齢
- 持続期間
- 服薬歴

生活状況
- 社会的（仕事など）状況
- 生活・睡眠習慣
- 運動習慣
- 気晴らし（趣味など）の有無
- 嗜好品

認知行動学的要因
- 睡眠に対する信念
- 入眠時認知活動
- 安全確保行動
- 日中の機能性
- 身体・精神的緊張度

他疾患の影響
- 他の睡眠障害
- 他の精神疾患

グ睡眠質問票（the Pittsburgh Sleep Quality Index：PSQI）（Buysse et al., 1989；土井ら, 1998）（付録1）が，不眠症状の評価には不眠重症度質問票（the Insomnia Severity Index：ISI）（Bastien et al., 2001；宗澤ら, 2009a）（付録2）が適している。また不眠症者の睡眠に対する信念の評価には「睡眠に対する非機能的な信念と態度」質問票（the Dysfunctional Beliefs and Attitudes about Sleep：DBAS）（Morin et al., 2007；宗澤ら, 2009b）（付録3）が有用であると考えられる。これらの質問票による睡眠状態の評価は治療の効果性を評価することも可能であることから，治療の進行度に合わせて複数回実施することが望ましい。また，ISIは記入と評価が短時間（2〜3分）で実施可能であることから，面接のはじめに毎回実施することも可能であろう。なお，睡眠日誌はPSQIでは評価ができない詳細な睡眠状態を把握することができるため，アセスメントツールとして用いられる場合も多い。ただし，本稿では睡眠日誌を認知療法で用いられる治療ツールの一つとして位置づけることから，詳細は治療中期の認知療法の項で述べる。

2.「機能分析」

　機能分析とは，アセスメントによって得られた情報をもとに，不眠症状の維持との関連が推測される認知行動学的要因につい

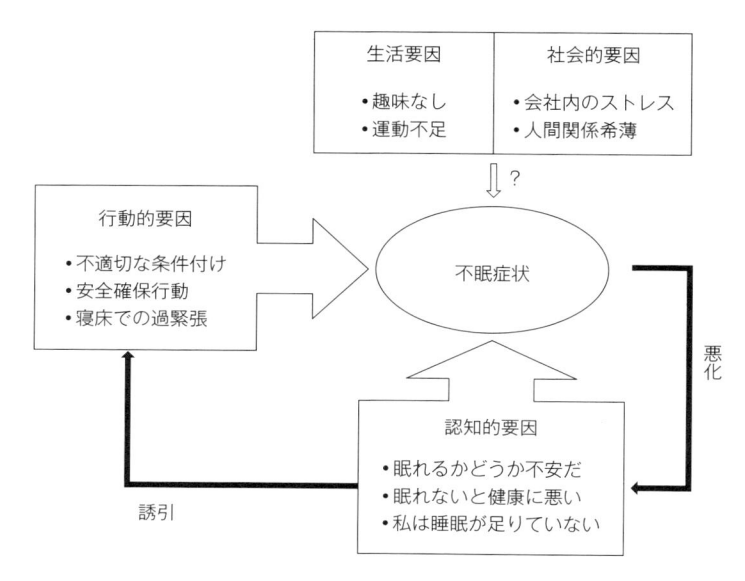

図1 機能分析の結果（例）

て，その機能（役割）と要因間の相互作用などを検討することである。治療者は基本的な学習理論と認知理論，不眠症に対する認知行動モデル（Harvey, 2002 ; Espie et al., 2006），さらには他の精神疾患の認知行動モデルなどを参照しながら不眠症者に質問を行い，患者の問題を形成している要因の検討を行う。この際，治療者は患者が自身の状態について洞察できるような質問をすることが重要である。機能分析は，その後の治療プログラムの指針となるため特に注意して行う必要がある。また機能分析の結果を図示すると，要因間の関係性を理解するのに有用である（図1）。

3.「教育」

教育とは，第6章で述べた睡眠衛生教育と，認知行動療法の治療内容の理解を促す心理教育の2つが含まれる。睡眠衛生教育では，睡眠時間，日中の過ごし方，嗜好品，睡眠環境など睡眠

に関する基本的な事項について正しい知識を提供する。この際，患者側の要望に応じて教育内容の理論的背景を説明できることが重要である（第6章参照）。ただし，睡眠についての意識や神経質性の高い患者の場合には，正しい知識であっても「それを守らなければ眠れなくなってしまう」などと解釈し，逆効果になる場合がある。そのため，治療者は患者の状態を見極め，彼らの不安が高まるような教育は控えることが必要となる。

　心理教育は，不眠症についての正しい知識を提供し，患者自身に不眠症の問題がなぜ持続しているのか，さらにはどのような治療法があるか，および治療効果が認められる理由を理解してもらう。また，この時点では不眠症者は「睡眠の改善」を目的としているが，不眠症の問題は睡眠そのものではなく，不眠症に関連する認知と行動にあることを十分に説明することが重要である。これは，不眠症者は「睡眠に過剰に価値を置く意識」を抱えているにもかかわらず，CBT-I ではむしろ「睡眠から遠ざける」方法を用いるため，事前の説明が不足していると治療抵抗が生じやすくなるためである。なお，認知行動療法は，アメリカやイギリスなどの欧米諸国では一般的に浸透しているが，日本人には馴染みのない治療法である。そのため，日本で不眠症に対する認知行動療法を実施するには，綿密な心理教育が非常に重要な役割を果たす。

II　治療中期（2〜5セッション）

　治療初期において，十分なアセスメントと機能分析，心理・睡眠衛生教育が実施された後，行動療法や認知療法による治療に入る。CBT-I では行動療法に属する技法は刺激制御法，睡眠制限法，リラクセーション法が，認知療法では思考内容の再構成，不適切な思考への対処が中心となる。なお，本稿では便宜的に行動療法と認知療法を分けて記述しているが，近年は行動療法に属する技法についても，認知的な変化を促すことを目的として用いられる

ことが多くなってきているようである。そのため，広義では行動療法と認知療法は分けられるものではなく，共に認知行動療法の技法群として扱うことが適しているのかもしれない。

1.「行動療法」

行動療法に属する技法である刺激制御法や睡眠制限法は，主に就寝場所における不適切な条件付けの解消を目的としたものである。刺激制御法は古典的な学習理論をもとにして，寝床では眠る以外の行動をしない，眠れないときは床（寝室）から離れるなどの決まりを守ることで，寝床につけば眠れるという適切な状態の再条件付けを行う方法である（第6章参照）。極端な場合，眠れないときは一切寝床にいないようにし，眠気が来るまで夜通し繰り返すが，この場合は患者に多大な負担を強いることになる。特に日中に仕事を抱えている者や，休養欲求が高い者は，眠れなくても横になっていたいという気持ちが強いため，本法に対して抵抗を示す場合が少なくない。また，睡眠制限法の基本的な背景は刺激制御法と同様であるが，主要な目的を睡眠効率の上昇に置くこと，床上時間を調整し，軽度の断眠効果を利用する点が刺激制御法と若干異なっている（第6章参照）。具体的な方法として，毎日の床上時間を記録し，5日間の平均床上時間±15分に床上時間を設定するが，刺激制御法と同様に治療抵抗を示す場合が多い。刺激制御法と睡眠制限法は，CBT-Iの根幹とも言える治療技法であるが，治療抵抗を生じやすいという欠点を抱えている。前述のように，認知行動療法が浸透しており，治療契約に基づいて強制力のある治療プログラムが実施可能な欧米と異なり，日本の一般的な臨床現場では治療抵抗の高い技法はその実施が難しい場合も多く見受けられる。また，刺激制御法と睡眠制限法は共に「眠れないときは床（寝室）から離れる」という条件を有しているが，住宅事情により，生活の場と寝室が同じである場合など，眠れないときに過ごす場所（部屋）がないことを訴える患者も日本人に

は多い。そのため,欧米で用いられている従来の刺激制御法や睡眠制限法の方法をそのまま日本人に実施することは,必ずしも良好な結果をもたらさず,逆効果になる場合もある。そこで,治療者はこれらの技法の決まりを守ることに固執せず,個人に合った形に調整していくことが必要となる。例えば,完全に寝室から離れることに抵抗があり,住宅事情による問題が存在したりする場合や,少しでも休みたいという気持ちが強い患者の場合,寝床の側に簡易な休憩場所を作り,そこに移動するなどの工夫が有効かもしれない。

不眠症患者は,就寝時に不安やイライラなどの情動反応が生じやすい。治療初期や情動反応の大きい患者では,反応の生起自体を抑制するのは困難だが,不安などの情動反応が生じる場面において,それらと相容れない反応(拮抗反応)を生起させることにより不安を低減させる方法が有効である。このような方法を行動療法では逆制止と呼び,情動反応と拮抗する反応としてリラクセーション法が用いられる。リラクセーション法には複数の技法が存在するが,CBT-I では就寝状況で簡便に行えることから,漸進的筋弛緩法がよく用いられている(第6章参照)。

2.「認知療法」

不眠症に対する認知療法では,特に「睡眠に対する非機能的な信念と態度」とそれに誘引される2種類の自動思考――入眠時のネガティブで持続的な思考(入眠時認知活動),日中の占有的な思考――が治療標的となる(Morin & Espie, 2003；Havey, 2002)。認知療法の基本的な取り組み方は,他の精神疾患に対する認知療法(e.g., Beck, 1976)と同様であるが,不眠症に対しては特に,(1)信念の変容,(2)不適切な思考への対処が中心となる(Morin & Espie, 2003；宗澤・井上, 2008)。

1) 信念の変容

不眠症者の不適切な信念を変容させる方法として,欧米では思

考記録表を用いて直接的に思考内容を扱うコラム法がよく用いられており，その効果は確かなものであることが確認されている（第6章参照）。ただし，日本人の中には思考記録を取ることに抵抗を示す者も散見されるため，より取り組みやすい方法が求められる。その方法として有用なのが，睡眠日誌を用いた行動実験的アプローチである。睡眠日誌は，従来の睡眠医療の中でも頻繁に用いられてきたツールであるが，CBT-Iでは睡眠日誌をもう一歩進めた形で利用することで，不適切な信念の変容を試みる。不眠症者は自らの睡眠状態に神経質になっており，睡眠状態に一喜一憂してしまう傾向がある。しかし，不眠症者の睡眠評価は夜間の睡眠状態に対する感覚的な評価であり，実際の状態よりも悪く評価することが多い（Bonnet & Arand, 1994）。睡眠日誌を用いて睡眠の記録を取ることは，不眠症者が睡眠状態の誤認に気づくきっかけとなり，睡眠日誌をつけるだけで歪んだ睡眠評価が修正されることが期待できる。ただし，不眠症者の中には睡眠状態の観察がうまくいかない者や，自らの睡眠状態誤認を受け入れられない者も多い。また，不眠症者の中には睡眠負債を強く訴えるにもかかわらず，実際には十分な睡眠時間が確保できているため，日中の機能の低下が認められない者も数多く存在するほか，不眠の訴えと睡眠時間は必ずしも相関しないことが報告されていることから（宗澤ら，2007），睡眠状態の記録だけでは不眠の訴えは低減しないことも多い。そこでCBT-Iでは睡眠状態に加えて，日中の機能（活動性や集中力など）の評価も加えることで，より効率的に信念の修正を試みる。具体的には，毎日の睡眠状態を記録させ，その睡眠状態の翌日の状態を合わせて記録させる（付録4）。そして睡眠状態と日中の状態の対比を行い，自らが評価する睡眠状態が必ずしも日中の状態と関連しないことを確認させるのである。こうすることで，不眠症者は自らの睡眠状態誤認に気づくだけでなく，睡眠負債が身体に与える影響への心配も緩和することが期待できるのである。なお，治療者には不眠症者の意識

を，睡眠状態ではなく，日中の状態へ移行させるように促す言葉かけが必要となる。

2）自動思考への対処

不眠症で問題とされる自動思考は，入眠時のネガティブで持続的な思考（入眠時認知活動）と日中の占有的な思考である。これらの自動思考は，不適切な信念の変容によって，その生起頻度や強度の低減が見込まれる。ただし，信念の変容にはある程度の期間を要することから，治療中期においては生起した自動思考への対処方法の習得も重要である。特に入眠時認知活動は，不眠症者の訴えの中核であるため（宗澤ら，2007），この低減を求める者は非常に多い。自動思考への対処として，認知統制法や思考妨害法は，ある程度の効果を見込むことができる（第6章参照）。また，行動療法の項で述べたリラクセーション法を用いた逆制止も有効であろう。なお，これらの方法はすでに生じた自動思考への対処であるため，自動思考を生起・悪化させない工夫も必要である。この際に重要なのが，「安全確保行動」の除去である。不眠症者の安全確保行動は，就寝前，および眠れない場合に行う「眠るための行動」を指す。これには，「眠るために就寝環境を細かく整える」などの行動だけでなく，「眠る前に必ずビデオを観る」など，本来睡眠とは関係ない儀式的行動も含まれる。また眠れない場合には，理由もなく時刻を確認したり，何度も枕の位置を替えてみるなどの行動もよく認められる。このような行動は，不眠症者にとっては眠ることを目的として行っているにもかかわらず，実際には行動をすることでかえって睡眠が意識され，自動思考が生じやすくなるという弊害を生む。また，安全確保行動は反証体験を妨げる働きを有することから，認知の修正を妨げる可能性もある。なお，入眠時だけでなく，日中に睡眠負債を補うために過剰に休んだり，反対に眠るために過剰に運動するなども安全確保行動に含まれる。特に，不眠症者は，さまざまな媒体から得た知識をもとにし，自分なりの眠るための方法に固執する者が多いため，治

療者は機能分析の際にこれらの行動の存在をあらかじめ確認しておくことが重要である。そして，安全確保行動が自動思考の引き金になっていると判断された場合は，そのことを不眠症者に伝えた上で，段階的に除去していくように試みることが必要とされる。

Ⅲ　治療後期（6〜10セッション）

　治療後期は，治療終結に向けて，認知療法を中心とした介入を行う。ただし，治療中期の介入によって，一定の不眠症状の軽減，および行動療法，認知療法の習得が済んでいることが必要である。仮に，これらが不十分であると判断される場合には治療中期の内容を反復して行うことが必要である。治療後期に実施する認知療法において重要なのは，不眠症者の睡眠に対する意識を低減させ，日中の活動（仕事，趣味など）への意識を高めることである。また，マインドフルネス認知療法も有効な働きを持つ。なお，治療終結前には再発予防教育も実施し，患者の希望と治療者の判断を総合して治療終結を決めることが望ましい。

1．「認知療法」

　治療中期で実施した睡眠日誌は治療後期においても継続する。ただし，段階的に睡眠状態の評価を減らし（例えば，前日の睡眠の良悪だけを記載するなど），日中の状態だけを記録するようにシフトしていくことが重要である。また，睡眠に対する意識が十分に低減していると判断された場合は，睡眠日誌を終了する。なお，治療初期に実施した睡眠衛生教育も含め，「眠るために行っていた決まりや行動」についても，症状の悪化が認められなければ，行わなくてもよいことを伝える。面接では，睡眠の話題は最小限に留め，日中の活動などの話題が中心になることが望ましい。

　また，治療後期の段階ではマインドフルネス認知療法が奏功することが多い。治療中期で実施した認知療法は，コラム法や睡眠

表2 呼吸法の教示

1. 就寝時もしくは日中の都合の良い時間に,できれば毎日実施してください。
2. あおむけに寝ていても,座っていても構いません。楽な姿勢になり,身体の力を抜いてください。
3. 目を閉じたほうがいい場合は,閉じてください。
4. お腹が,息を吸い込んだときにはふくらみ,息を吐いたときには引っ込むのを感じましょう。
5. 息を吸っている間も,吐いている間も,呼吸をしているという瞬間に注意を集中してください。
6. 自分の注意(心)が呼吸から離れたことに気づいたら,そのたびに呼吸から注意をそらせたものが何かを確認してから,再び呼吸に注意を向けましょう。
7. 注意(心)が呼吸からほかのことを考え始めるたび,呼吸に注意を引き戻します。どんなことに気を取られても,そのたびに注意を呼吸に戻してください。
8. 呼吸に注意を集中したまま,眠ってしまうことがあるかもしれません。それは構いません。ただし,眠るために行っているのではないことは意識しておきましょう。
9. 呼吸法をやってみて,自分がどのように感じたかを観察するようにしてください。

(Kabat-Zin(1990)を不眠症用に改変)

日誌を用いて不適切な信念を修正することを目的としており,自動思考への対処は認知の制御を目的としていた。一方,マインドフルネス認知療法は認知を修正したり,制御するのではなく,患者と認知との関係性を変化させ,自らの否定的認知と距離を置けるようになることに重点を置いている。マインドフルネス認知療法はうつ病をはじめ,さまざまな精神疾患で用いられる方法であり,対象とする疾患に合わせた実施方法が用いられるが,不眠症に対しては,呼吸法を用いたトレーニングが簡便で効果的なようである。不眠症者に呼吸法を指導する場合,カバット＝ジンによる正式なトレーニング(Kabat-Zin, 1990)を参照し,不眠症に合わせて若干修正した形で用いるのが有効であろう(表2)。

2.「再発予防教育」

　実証的なデータはないものの，臨床的見地からは不眠症状は完全に消失することは稀であり，また一度消失したとしても再び生じることが多い症状であると考えられる。そのため治療者は治療終結の前に，軽度の残存症状や，一時的な不眠症状の再発に対して患者に十分な説明することが重要である。残存症状に対しては，(1)不眠症状は完全な消失が難しいこと，(2)軽度であれば健康への悪影響は小さいこと，(3)睡眠状態ではなく日中の状態を重視することを伝える。再発については，(1)不眠症状は一時的に再発する可能性があること，(2)再発した際にはこれまでに指導された内容を確認すること，(3)とにかく慌てないこと，(4)再発した症状が慢性化（1カ月以上）した場合は再度受診することを伝える。

3.「治療終結の判断」

　治療終結の判断において，最も重要なのは患者自身の希望である。不眠症状が完全に消失しなくても，日常生活に問題がなければ治療終結を希望する者は多い。治療者は患者の希望を踏まえ，不眠症状と認知行動的問題の程度を確認した上で，治療終結の判断を行う。また，CBT-Iの実施者と主治医が異なるなど，複数の治療者が関わる場合には関係者全員の合意を得ることが必要となる。なお，服薬中の患者の場合はここで睡眠薬の減薬／中止の希望を取り，患者が希望する場合にはCBT-Iの治療は終結した形で，医師と共同で睡眠薬の減薬／中止のアプローチに入る（本章第2節参照）。

文　献

Bastien CH, Vallières A & Morin CM (2001) Validation of the Insomnia Severity Index as an outcome measure for insomnia research. Sleep Medicine 2 ; 297-307.

Beck AT (1976) Cognitive Therapy and Emotional Disorders. International Universities Press, New York.（大野裕訳（1990）認知療法——精神療法の新しい発展（認知療法シリーズ）．岩崎学術出版社，東京.）

Bonnet MH & Arand DL (1994) Impact of the level of physiological arousal on estimates of sleep latency. In : Ogilvie RD & Harsh JR (Eds.) Sleep Onset : Normal and Abnormal Processes. Washington DC, American Psychological Association, pp.127-139.

Buysse DJ, Reynolds III CF, Monk TH et al. (1989) The Pittsburgh Sleep Quality Index : A new instrument for psychiatric practice and research. Psychiatry Research 28 ; 193-213.

土井由利子・簑輪眞澄・内山真ほか（1998）ピッツバーグ睡眠質問票日本語版の作成．精神科治療学 13 ; 755-763.

Espie CA, Broomfield NM, MacMahon KMA, Macphee LM & Taylor LM (2006) The attention-intention-effort pathway in the development of psychophysiologic insomnia : A theoretical review. Sleep Medicine Reviews 10 ; 215-245.

Harvey AG (2002) A cognitive model of insomnia. Behaviour Research and Therapy 40 ; 869-893.

Kabat-Zin J (1990) Full Catastrophe Living : Using the Wisdom of Your Body and Mind to Face Stress, Pain and Illness. Delacorte Press, New York.（春木豊訳（2007）マインドフルネスストレス低減法．北大路書房，京都.）

Morin CM, Espie CA (2003) Insomnia : A Clinical Guide to Assessment and Treatment. Kluwer Academic, Plenum Publishers, New York.

Morin CM, Vallières A & Ivers H (2007) Dysfunctional Beliefs and Attitudes about Sleep (DBAS): Validation of a brief version (DBAS-16). Sleep 30 ; 1547-1554.

宗澤岳史・井上雄一（2008）睡眠障害．In：内山喜久夫・坂野雄二編：認知行動療法の技法と臨床．日本評論社，東京．pp.214-222.

宗澤岳史・伊藤義徳・根建金男（2007）大学生を対象とした入眠時認知活動尺度の作成と信頼性・妥当性の検討．行動療法研究 33 ; 123-132.

宗澤岳史・Morin CM・井上雄一・根建金男（2009a）日本語版不眠重症度質問票の開発．精神科治療学 24 ; 19-225.

宗澤岳史・Morin CM・井上雄一・根建金男（2009b）睡眠に対する非機能的な信念と態度質問表の開発——不眠症者の認知と行動に関する問題の評価．睡眠医療 3 ; 396-403.

Section 2 事例紹介

宗澤 岳史

　本節では,日本人を対象としたCBT-Iプログラム（本章第1節）を適用した事例を紹介し,具体的な治療の流れを述べる。なお,本節で扱う事例は,筆者が実際に経験した複数の事例について,個別の情報を削除し,1人の事例に再構成したモデルケースである（注：本文中のTはTherapist, PはPatientを指す）。

◆事例（モデルケース）
- 患者
　45歳, 女性, 会社員（事務職）
- 主訴
　寝つきが悪い（入眠障害）,夜中に目が覚める（中途覚醒）,眠った感じがしない（熟眠障害）
- 現病歴
　若い頃から,寝つきの悪さや浅眠感があったものの,気にするほどではなかった。しかし40歳を過ぎた頃から,症状が悪化したため来院した。現在までに睡眠薬を使ったことはなく,今後も使いたくはないとのことであった。
- 既往歴
　身体疾患,精神疾患ともになし
- 家族構成
　本人,夫（50歳）,息子（17歳）の3人家族が同居

- ●生活状況
  - 会社員として朝9時から夜17時頃まで勤務。仕事は大変という。
  - 運動不足による体重の増加を気にしている。
  - これといった趣味はなく，休日は家事をするか休んでいる。
  - タバコは吸わないが，眠るために飲酒をすることがある。
- ●検査・理学所見

  身長161cm，体重62kg。神経学的異常なし。血液一般・内分泌含めた生化学所見の異常もなし。面接所見では，精神医学的な異常も認められなかった。

- ●睡眠ポリグラフ所見

  22時記録開始，6時記録終了。入眠潜時は24分，睡眠効率は89.2%であった。ただし深睡眠はほとんど認められなかった。無呼吸低呼吸指数（Apnea Hypopnea Index：AHI）は1.5（回／時間）であり，睡眠時無呼吸症候群（Sleep Apnea Syndrome：SAS）は否定された。患者自身による検査夜の主観的な睡眠評価は，入眠潜時が60分程度，中途覚醒回数は2回，睡眠時間は4時間程度（実際には7時間8分）であり，不眠症状の程度は普段より重かったと報告された。

- ●鑑別診断
  - 他の睡眠障害

  Pの生活・睡眠リズムは比較的規則正しく，また不眠症状の他に睡眠問題の訴えはなかった。また，睡眠ポリグラフの所見，および医師による診断面接においても特に異常は認められなかった。

  - 他の精神疾患

  不眠症との合併性の高い大うつ病性障害，全般性不安障害，外傷後ストレス障害などの可能性は，本人の報告，および医師による診断面接によって否定された。また，服薬歴はなく，嗜好品も一般的な範囲内であり，特定の身体疾患も存在しなかっ

たことから，物質濫用の影響も否定された。

● 治療方針

　本人の希望により，睡眠薬は使用せずにCBT-Iの単独治療を実施した。治療は臨床心理士1名によって施行され，治療間隔は2週間に1度，セッションの所要時間は1セッションあたり40分であった。

第1回　（アセスメントと機能分析，教育）　ISI 得点 21点

　初回面接として，質問票と問診によるアセスメントを実施し，機能分析を行った。

アセスメント

ピッツバーグ睡眠質問票（付録1）

　就寝時刻はだいたい0時頃，起床時刻は8時頃であった。評価時の入眠潜時は30分であり，平均的な睡眠時間は5時間程度であった。総得点は12点であり，病的基準の6点以上を示していた。

不眠重症度質問票（付録2）

　入眠障害と中途覚醒の得点が高く，睡眠状態には不満足であり，日中の機能障害も認められた。総得点は21点であり，病的基準の10点以上を示していた。

「睡眠に対する非機能的な信念と態度」質問票（付録3）

　睡眠に対する非機能的な信念と態度の評価を目的として実施した。全般的に高い値を示していたが，特に「不眠が日中に与える影響」に関する項目の得点が高かった。総得点は124点であり，病的水準の69点以上を示していた。

問診

　Pは入眠時に考え事をすることが多く，思考が持続すると，「眠

れないかもしれない」,「つらい,苦痛だ」などの感情の喚起が起こり,これらがひどいときに寝つきが著しく悪いことが報告された。また中途覚醒は一晩に1,2回程度であるが,再入眠の困難を訴えていた。早朝覚醒はそれほど問題視していないが,目覚まし時計のアラームより早く起きることが多く,目が覚めた後は8時頃まで寝床にいるとのことであった。寝床は活動する場所と別ではあるが,寝床で本を読むことが多く,眠れないときには時計で時刻を確認しながら,寝床で我慢している。また,インターネットで得た情報をもとに不眠に効くとされるサプリメントを就寝前に服用していた。

起床時にはだるいことが多いが,仕事には休まず行っているとのことであった。また仕事中は睡眠のことを考えないが,少し時間ができるとその日の睡眠が不安になるため,身体を疲れさせるために簡単な運動を行っている。帰宅後は家事を行い,自由な時間は22時頃から。ただし,このくらいの時間になると睡眠のことが気になり,強い不安に襲われるとのことであった。

家族に自分の不眠症状のことは伝えてあるが,夫や子供は特に心配する様子はなく,「気にしすぎだ」と言われる。しかし,現在の睡眠状態が健康に悪影響を及ぼすのではないかと強く心配している。

機能分析

アセスメントで得られた情報をまとめると,質問票の得点が病的水準よりも高かったことから,中等症から重症例と判断された。また,Pは入眠時に「思考の持続と感情の喚起」,「不適切な寝床の使い方」,「不適切な対処行動(安全確保行動)」が存在するが,日中は「集中することがあれば睡眠のことは気にならない」,「不眠症状は他者からは重症とは評価されていない」など,本人の訴えとは矛盾する特徴も認められた。また,その日の睡眠だけでなく,将来的な健康への不安が存在し,睡眠のことが頭から離れな

い様子がうかがえた。

　機能分析の結果，Pは，(1)睡眠に対する不適切な信念が存在し，(2)睡眠に対する不適切な信念によって，入眠時の思考の持続や感情の喚起が誘引されている。ただしこれらは「不適切な寝床の使い方」による条件付け的覚醒の影響もあることが推測される。また，(3)自動思考への対処が不適切であり，(4)自らの睡眠状態を過度に悪く評価している可能性がある，と考えられた（図1）。これらから，Pは自動思考や，不安の問題が大きいため，行動療法によって条件付け的覚醒を低減した上で，認知療法を中心とした治療を実施すべきであると判断された。

教育

　Pは生活や睡眠のリズムは比較的規則正しく，睡眠衛生に大きな問題は認められなかった。また，不安がかなり強いことを考慮し，細かな睡眠衛生指導については実施しなかった。ただし眠るために飲酒（寝酒）をする日が稀にあったことから，これについては控えるように促した。

　心理教育では，まず不眠症についての正しい知識を提供した上で，これまで患者自身が得てきた情報（インターネットなど）は一度全て忘れるように指示した。これは患者自身で眠るためにやっている行動が，安全確保行動となって不適切な影響を与えていると判断したためである。次に，(1)不眠症状の改善には症状そのものよりも，まずは関連する認知と行動の修正が必要であること，(2)CBT-Iによる治療は「治してもらう」ものではなく，本人自身の努力が必要であること，(3)CBT-Iは全ての人に効果があるものではなく，効果が認められない場合もあることの説明を行い，了承を得た。最後に不眠症の問題がなぜ持続しているのか，CBT-Iによる治療とはどのようなものかについて機能分析の結果をもとに説明した。

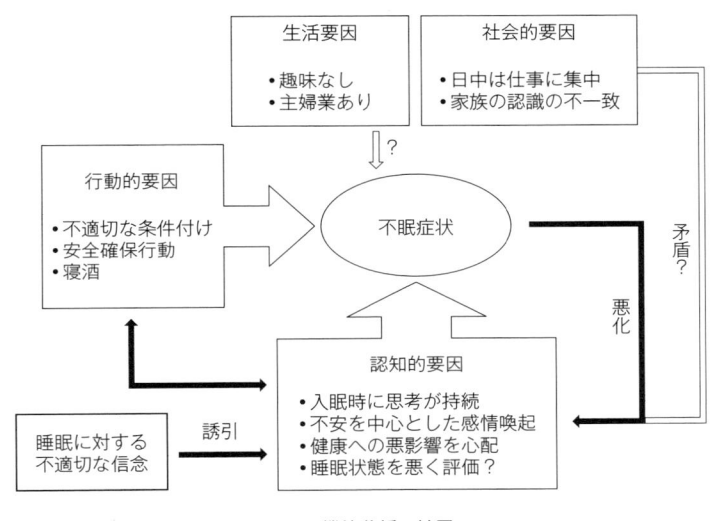

```
                  ┌─────────────┐  ┌──────────────┐
                  │  生活要因    │  │  社会的要因   │
                  │ ・趣味なし   │  │・日中は仕事に集中│
                  │ ・主婦業あり │  │・家族の認識の不一致│
                  └─────────────┘  └──────────────┘
```

図1　機能分析の結果

第2回（行動療法の導入）　ISI 得点 19 点

　機能分析をもとに立案された治療方針にそって，このセッションより具体的な治療を開始した．なお，前回の教育によって，自分が考えていた不眠症の問題が誤りであることに気づいたとの報告があった．また，これまでは不眠症状に対してどのように取り組めばいいか全くわからなかったことが不安だったが，前回の説明によってその不安が多少やわらいだとのことであった．

行動療法

　寝床は眠る場所であるという適切な状態の再条件付けを行うため，刺激制御法と睡眠制限法について説明を行った．患者は比較的取り組みやすい刺激制御法を選択したが，寝床で本を読む行動は控えられるものの，眠れないときに離床して起きていることは不安でできそうにないとのことであった．そこで居間のソファを

眠れない場合の避難場所とし，そこでは横になって休んでも良いというルールを付け加えた。

第3回 （行動療法の実施状況の確認と認知療法の導入） ISI 得点 17点

行動療法
前回から開始した刺激制御法に実施状況の確認を行った。2週間のうち4日間は睡眠に大きな問題がなく，不眠症状の認められたのは10日であり，そのうち全てルール通りに実行できた日は8日間であり，2日間は実行できなった。実行できなかった理由として，室温が低く，寒かったため，起きて場所を移動するのが困難であったとのことであった。この報告から，刺激制御法に大きな抵抗はないものと判断した。また寒いために移動が困難である場合は，無理に移動しなくても良いというルールを加えた。

認知療法
このセッションより認知療法を開始した。このセッションでは，自分の睡眠状況，および思考内容のモニタリングを目的とし，思考記録表を宿題として提示した。思考記録表は3つのコラムを設け，趣旨と書き方の説明を行った。

第4回 （思考記録表の解釈） ISI 得点 17点

行動療法
2週間のうち5日間は睡眠に大きな問題がなく，不眠症状の認められたのは9日であり，全ての日で刺激制御法のルール通りに実行できたと報告された。

認知療法
Pが記載した思考記録表が表1である。入眠時，起床時，日中

表 1　思考記録表

状況（出来事）	浮かんできた考え事（自動思考）	気分・感情（その強さ）
寝床で	眠れないかもしれない。眠れなかったらどうしよう。	不安……80 焦り……70
起床してすぐ	眠れなかったのでだるい。仕事に行きたくない。	憂鬱……90 だるさ…60
仕事中，集中ができなくて	仕事がうまくいかない，集中できない。これは昨日，ちゃんと眠れなかったことが原因だ。	憂鬱……90 だるさ…70 後悔……70

において睡眠に関連する考え事が生じており，特に眠れないかもしれないという不安と，眠れなかったことへの影響を憂鬱と感じる気分の得点が高いことがわかる。これらの特徴は初回面接時より一貫しており，Pの大きな認知的問題と考えられる。そこで，これらの認知的問題のきっかけとなる刺激を明らかにすることを目的として，以下のような質問を行った。

T：寝床で生じている考え事や不安は，眠れなくなってから生じていますか？　それとももっと前ですか？
P：寝床に入る2時間前くらいから，同じような状況です。
T：それでは，眠りの状態は関係なく生じているわけですね？
P：はい。
T：どんなことがきっかけで考え事や感情が生じているか思い出せますか？
P：一通り家事が終わるのが22時頃なので，そのくらいの時間になると急に不安になります。
T：22時になると睡眠を意識し始める？
P：はい，0時に寝ることにしているので，あと2時間しかないと考えて焦ってしまいます。
T：そうすると22時頃から寝床に入る0時までは落ち着いてはいられませんよね？

P：そうですね，不安と焦りが強いです。

　このやりとりから，患者は0時に眠れないといけないというルールを自分に課しており，そのことが時刻をきっかけとした思考と感情の生起につながっていると考えられた。また，寝床に入る2時間も前から睡眠に対して「臨戦態勢」であることがわかる。このような認知的にも身体的にも緊張（興奮）した状態では，スムーズな入眠は難しいことが容易に推測できるだろう。そこで次に，以下のような質問を行い，0時に眠ることへのこだわりについて検討した。

　　　T：なぜ，0時に眠らないといけないのでしょうか？
　　　P：仕事に遅刻しないためには，8時には起きなくてはいけません。8時間睡眠を確保するためには0時に寝床に入る必要があります。
　　　T：あなたには8時間の睡眠が必要なのですか？
　　　P：健康を維持するためにはそれくらいの睡眠が必要だと本で読みました。同年代の人はもっと長い睡眠時間の人もいますし，私だって若い頃は10時間近く寝ていました。それに睡眠時間が少ないと仕事に影響が出るので，1分でも長く寝ておきたいのです。

　患者の0時に眠ることへのこだわりは，睡眠時間の確保によるものであると判断できる。そして，睡眠時間に対しては，「8時間信仰」，「同年代との比較」，「自身の若い頃との比較」，「仕事への影響性の高さ」といった意識が存在すると言えるだろう。また，思考記録表に記載された起床時，日中の思考についても睡眠時間に対するこだわりの影響が反映されたものと考えられる。
　この段階では，睡眠時間に対するこだわり（信念）が強いため，言葉による説得は効果が薄いと考えられた。そこで，このセッショ

ンではこれらに対して特別な介入は行わなかった。ただし，次回以降に介入するため，以下のような教示を行い，睡眠日誌を導入した。

T：Pさんは睡眠時間をかなり気にされているようですね。確かに，8時間睡眠説は有名ですし，同年代の方や自分の若い頃と比較すると，今の睡眠時間は少ないように感じるかもしれません。
P：はい，少ないと思います。
T：しかし，5年近くもの間，今と同じ程度の睡眠時間で過ごしてきて，大きな問題が生じていなかったのも事実ですよね？
P：そうかもしれませんが，今後，何かあるかもしれませんし，今も仕事に影響が出ています。
T：なるほど。では，一つひとつの問題を明らかにするため，今の睡眠状態が仕事など日中の状態にどの程度影響があるのか検証してみませんか？ 自分のことを研究するつもりで。
P：具体的にはどうすればいいのでしょう？
T：睡眠日誌というものを用います。左の欄には睡眠状態を書き，右にはその日の日中の状態を記入します。活動の欄には，日中行ったことを書いて，その状態を3段階で評価してください。例えば活動の欄に「仕事」と書いて，それが集中してできていたら「良い」に丸をつけます。備考の欄には，その他に何か気がついたことがあれば何でも書いて結構です。

なお，入眠時の自動思考（入眠時認知活動）への対処として，患者はこれまで思考を打ち消そうとしていたが，それは逆効果であることを伝えた。そして，その対処行動の代替行動として，リ

ラクセーションを用いた逆制止法を導入した。リラクセーションの方法は漸進的筋弛緩法を用いた。

第5回 （睡眠日誌の解釈）　　ISI 得点 15点

行動療法
2週間のうち7日間は睡眠に大きな問題がなく，不眠症状の認められたのは7日であり，全ての日で刺激制御法のルール通りに実行できたと報告された。

認知療法
Pが記載した睡眠日誌が表2である（1週間分のみ）。この睡眠日誌を使い，Pの睡眠に対するこだわりについて以下のような認知療法による介入を行った。

T：睡眠日誌をつけてみて，いかがでしたか？　何か気がついたことはありましたか？
P：そうですね，まず自分が今まで考えていたよりも，よく眠れていました。1週間に一睡もできなかったと考えていた時期もあったのですが，こうして記録してみると，それは私の思いすごしだったんだろうと思います。
T：よく気がつけましたね。睡眠は毎日のことですし，睡眠中のことは記憶が難しいので，誤解を生んでしまうことは多いようです。
P：それから，日中の状態についても，自分が考えていたよりも問題は小さかったように思います。特に，今までは眠れなかった日は日中はボロボロになると信じ込んでいましたが，眠れなかった日でも特に普段と変わりなく過ごせた日もありました。
T：それは，必ずしも夜の睡眠状態は日中の状態と関連するわ

表2　睡眠日誌

		前日の睡眠		その日の様子	備考
2月2日(月)	ベッドタイム 睡眠時間 寝付くまでの時間 夜中起きた回数 夜中起きていた時間 目が覚めた時刻 深さ	0時0分〜8時10分まで 7時間　分くらい 30分くらい 1回 0時間　30分くらい 8時　分くらい 浅い　(普通)　深い		眠さ　眠い　(普通)　無い だるさ　だるい　普通　(無い) 気分　悪い　普通　(良い) 活動 日中は仕事。 夕方から家事。	順調。眠れたので，日中も問題なかった。
2月3日(火)	ベッドタイム 睡眠時間 寝付くまでの時間 夜中起きた回数 夜中起きていた時間 目が覚めた時刻 深さ	0時30分〜8時　分まで 6時間　30分くらい 30分くらい 1回 0時間　30分くらい 8時　分くらい 浅い　(普通)　深い		眠さ　眠い　(普通)　無い だるさ　だるい　(普通)　無い 気分　悪い　(普通)　良い 活動 日中は仕事。 夕方から家事。	昨日より少し睡眠時間が取れなかったけど，普段通り過ごせた。
2月4日(水)	ベッドタイム 睡眠時間 寝付くまでの時間 夜中起きた回数 夜中起きていた時間 目が覚めた時刻 深さ	0時0分〜7時10分まで 5時間　分くらい 60分くらい 2回 1時間　分くらい 7時　分くらい (浅い)　普通　深い		眠さ　(眠い)　普通　無い だるさ　だるい　(普通)　無い 気分　悪い　(普通)　良い 活動 日中は仕事。 夕方から家事。	寝付きが悪くて，夜中起きてからの再入眠も時間がかかった。日中は眠気があったけど，大きな問題ではなかった。
2月5日(木)	ベッドタイム 睡眠時間 寝付くまでの時間 夜中起きた回数 夜中起きていた時間 目が覚めた時刻 深さ	0時0分〜6時10分まで 4時間　分くらい 60分くらい 3回 1時間　分くらい 6時　分くらい (浅い)　普通　深い		眠さ　眠い　(普通)　無い だるさ　(だるい)　普通　無い 気分　(悪い)　普通　良い 活動 日中は仕事。 夕方から家事。	昨日の睡眠をひきずってしまった。完全に寝不足。日中はだるくて気分が悪かったけど，眠気はそれほどでもなかった。
2月6日(金)	ベッドタイム 睡眠時間 寝付くまでの時間 夜中起きた回数 夜中起きていた時間 目が覚めた時刻 深さ	0時0分〜6時10分まで 4時間　分くらい 60分くらい 2回 1時間　分くらい 6時　分くらい (浅い)　普通　深い		眠さ　眠い　(普通)　無い だるさ　だるい　(普通)　無い 気分　悪い　(普通)　良い 活動 日中は仕事， 今日は忙しかった。 夕方から家事。	昨日と同じような睡眠。でも日中は忙しかったので，特に気にならなかった。
2月7日(土)	ベッドタイム 睡眠時間 寝付くまでの時間 夜中起きた回数 夜中起きていた時間 目が覚めた時刻 深さ	1時0分〜8時　分まで 6時間　30分くらい 30分くらい 1回 0時間　5分くらい 8時　分くらい 浅い　(普通)　深い		眠さ　眠い　普通　(無い) だるさ　だるい　普通　(無い) 気分　悪い　普通　(良い) 活動 仕事は休み。 家事をやって，夕方まとめて買い物に行った。	休み前なので寝床につくのが少し遅くなったけど，睡眠は比較的良かった。日中も気分良く過ごせた。
2月8日(日)	ベッドタイム 睡眠時間 寝付くまでの時間 夜中起きた回数 夜中起きていた時間 目が覚めた時刻 深さ	0時0分〜8時10分まで 8時間　分くらい 10分くらい 0回 0時間　分くらい 8時　分くらい 浅い　普通　(深い)		眠さ　(眠い)　普通　無い だるさ　(だるい)　普通　無い 気分　悪い　(普通)　良い 活動 家事。 だるかったので 横になっていた。	よく眠れた。夜中に目も覚めなかった。でも逆に日中は眠気とだるさがあって，一日中横になってしまった。

※1週間の睡眠状態を評価してください　非常に悪い　0 1 2 3 4 (5) 6 7 8 9 10　非常に良い

けではないということでしょうか？
P：はい，睡眠日誌を見ると関連する日もあるのですが，関連しない日もあります。例えば睡眠が良かったはずなのに，逆に日中だるかったという日もありました。
T：なるほど。それはとても大事なことに気がつきましたね。確かに，睡眠時間や良質な睡眠は我々にとって重要なものです。しかし，先程申し上げたように，睡眠状態を正確に把握することは非常に難しく，自分が考えている睡眠状態は必ずしも現実と一致しないことがあるようです。そのため，日中の状態との関連がみられないことがよくあると言われています。
P：そうすると，睡眠時間とか，ぐっすり眠れたとか，そういう睡眠評価はあまりあてにならないということでしょうか？
T：そうかもしれません。

睡眠日誌を検討したことによって，Pは自分が今まで考えてきた睡眠への評価や睡眠時間へのこだわりに疑問を持つようになった。そこで，思考記録表について，再び議論を行うこととした。

T：前回使った思考記録表をもう一度見てみましょう。何か気がつくことはありますか？
P：眠れなかったのでだるいとか，仕事が不調の理由を睡眠のせいにしてます。
T：そうですね，よく気がつくことができました。今はどう感じますか？
P：ちょっと恥ずかしいですね。なんでもかんでも睡眠のせいにして……。
T：いえいえ，そのことに気がついたことが大事なのです。大きな前進ですよ。じゃあ，例えば，「眠れなかったのでだ

るい」という考えを,違う考えに置き換えることはできますか?
P:「だるいのは体調が悪いのかもしれない」とか,そういう感じですか?
T:そうそう,上手ですね。他にはいかかですか?
P:「昨日はよく眠れなかったと感じるけど,それとだるさは関係ない場合もある」とか,「だるくても仕事に集中していれば気にならない」とか……。
T:はい。とても合理的な考え方のように思います。では,「眠れなかったのでだるい」と考えた場合と,今のように考えた場合とで,気分は変わりますか?
P:今のように考えたほうが,不安は小さいですし,憂鬱な気分もあまりありません。
T:なるほど,気分も比較的良いようですね。もし,次に睡眠と結びつけて考えてしまったときに,今のように違う考え方をすることはできそうですか?
P:う〜ん,できるような気もしますが,何かコツはありますか?
T:そうですね,まずネガティブな考えの根拠となる事実を思い出してみましょう。そして,事実にできるだけ即した考え方をしてみるといいかもしれません。もし,その事実がない,もしくは根拠に乏しいものだとしたら,ネガティブな考えは否定されてしまうこともあるでしょう。ただし,無理にポジティブな考えをしようとするのは,それも現実から離れることになるので,うまくいかないことが多いです。次に,一つでも多く違う考え方をひねり出してください。選択肢は多いほうがいいですよ。
P:なるほど,やってみます。

第6回 (継続)　　　　　　　　　　　ISI 得点 11 点

　前回までの認知療法により，考え方に変化がみられ，睡眠時間へのこだわりが減少したとの報告があった。それに伴ない，不眠症状も少なくなり，気分もずいぶん改善したとのことである。

行動療法
　2週間のうち10日間は睡眠に大きな問題がなく，不眠症状の認められたのは4日であり，全ての日で刺激制御法のルール通りに実行できたと報告された。

認知療法
　第5回と同様に，思考記録表と睡眠日誌を用いて，睡眠状態と日中の状態の比較をしながら，認知の変容を試みた。気分が改善したことから，建設的な考え方が増加したようであった。

第7回 (トラブル対処)　　　　　　　　ISI 得点 15 点

　これまでは，少しずつではあるが，順調に不眠症状が軽減されていた。しかし，今回は不眠症状が再び悪化したとの報告があった。悪化した点として，入眠障害は大きな問題ではないが，中途覚醒後の再入眠ができなくなったとのことであった。そこで，中途覚醒時の対応について検討を行った。

行動療法
　2週間のうち5日間は睡眠に大きな問題がなく，不眠症状の認められたのは9日であり，全ての日で刺激制御法のルール通りに実行できたと報告された。

認知療法
　寝床に入る前や日中については，比較的うまく考え方を変える

ことができ，気分も安定している。しかし，夜中に起きた際に考え事が止まらなくなり，頭ではわかっていてもネガティブに考えてしまうとのことであった。そこで，再入眠時の状態について聞き取りを行った上で，その対処を行った。

T：夜中に目が覚めて，それから眠れないのですね。そのときの状況を教えてください。
P：はい。いつもだいたい3時から4時くらいに目が覚めます。一度目が覚めた後は，すぐに眠れるときと，寝付けないときがあるのですが，先週あたりから全く寝付けなくなってしまいました。
T：なるほど。寝付けないときは，どうされてますか？
P：以前教えていただいたように，なるべく寝床からは離れ，居間のソファで休むことにしています。このときにいろいろと気になったり，考え事がひどくなってしまって，寝床に戻ることができない状態です。
T：それは辛いですね。起きて何かをするということはありませんか？
P：なんだか逆に目が覚めてしまいそうで，難しいです。時計を見ながら，後どれくらい眠る時間があるかを計算ばかりしています。
T：時計を見ちゃってます？
P：はい。気になるので。
T：他に気になることはありますか？
P：窓の外の明るさも気になります。たいてい暗いままなのですが，明るくなってきたらショックなので。あと新聞配達の音がしないかと外の物音には注意しています。
T：例えば，時計で時刻を確認すると，どうなりますか？
P：焦ります。不安にもなります。
T：その行動は眠りにつながっていると思いますか？

P：いいえ，むしろ考え事や不安が増えているような気がします。
T：そうですね。では，なぜするのでしょう？
P：……わかりません。
T：おそらく睡眠に対する意識が過敏になり，それと関連するものに注意が向いてしまっている状態だと思います。そのような状態では，本人は眠るために行っていると思っている行動が，無意味か，むしろ逆効果になっているようなことがよくあります。このような不適切な対処行動を専門用語で安全確保行動と呼びます。あなたの再入眠を妨げているのも，このような行動がきっかけになっている可能性があります。
P：どうすればよいのでしょう？
T：やめることのできる安全確保行動は今日からやめてしまいましょう。睡眠に関連するものに意識が向いてしまうことについては，まずは物理的に取り除けるものは，取り除いてください。例えば，寝室やリビングのソファから見えるところには時計は置かないなど。
P：目覚ましをかけているのですが？
T：視界に入らなければいいので，隠しちゃいましょうよ。探しちゃ駄目ですよ。
P：やってみます。

　認知療法によって，Pは初回の入眠時には睡眠への意識が減少していたものの，中途覚醒時にまだ強い意識を残していた様子である。特に不眠症者のほとんどに見られる，時計で時刻を確認するなどの不適切な対処行動によって，思考や不安を増悪させていた。そのため，これらの安全確保行動，および睡眠を意識するきっかけとなる物を取り除くように指示した。

第8回　（継続）　　ISI 得点 12 点

　前回はトラブルの報告があったが、対処法によって問題が軽減したとのことであった。大きな問題はない様子であったが、トラブル後のため、この回は新しいことは行わず、前回までの復習を行った。

行動療法
　2週間のうち11日間は睡眠に大きな問題がなく、不眠症状の認められたのは3日であり、全ての日で刺激制御法のルール通りに実行できたと報告された。

認知療法
　思考記録表、睡眠日誌は継続し、それに伴なう思考内容の置き換えも実行している。まるでもう1人の自分がアドバイスしてくれるような感じになってきたとのことであった。

第9回　（マインドフルネス認知療法）　　ISI 得点 8 点

　順調に回復している様子が伺え、表情も明るくなった。不眠症状自体はなくなったわけではないが、睡眠への意識がだいぶ減り、気分が楽であるとのことであった。面接中も睡眠の話よりも、雑談のほうが多くなった。

行動療法
　2週間のうち12日間は睡眠に大きな問題がなく、不眠症状の認められたのは2日であり、全ての日で刺激制御法のルール通りに実行できたと報告された。

認知療法
　前回までで、行動療法、認知療法の考え方が身についてきたと

判断し，今回は呼吸法を用いたマインドフルネス認知療法を行った。また，睡眠への意識を低減させ，日中の活動への意識に置き換えていくため，睡眠日誌については睡眠の欄には記載をせずに，日中の状態のみ記載するように指示した。

第10回 （治療終結と再発予防教育）　ISI 得点6点

不眠症状は完全になくなってはいないものの，次の日になれば忘れているとのことであった。また，睡眠に対して自信ができ，今後も自分で対処可能であるとの報告から，今回で治療終結とした。治療終結にあたり，これまでの治療内容の復習と再発予防教育を実施し，最後に質問票を実施し，治療の効果性を評価した。

再発予防教育

不眠症状は完全にはなくなりにくく，また再び生じる可能性もあることを伝えた。ただし，生活・睡眠リズムを守っていれば大きな問題にはならないこと，もし再発したら今回の治療内容を思い出して再実践することも伝え，再発した症状が慢性化した場合は再度受診することを約束した。

治療の効果性評価

ピッツバーグ睡眠質問票

就寝時刻は0時頃，起床時刻は8時頃であった。評価時の入眠潜時は10分であり，平均的な睡眠時間は7時間程度であった。総得点は3点であり，病的基準の6点未満であった。

不眠重症度質問票

全ての項目の得点が低下していた。総得点は6点であり，病的基準の10点未満であった。。

「睡眠に対する非機能的な信念と態度」質問票

全体的に得点は低く，治療開始時に認められた「不眠が日中に

与える影響」に関する項目の得点も低下していた。総得点は 32 点であり，病的水準の 69 点未満であった。

本事例の考察

　P は，基本的な睡眠衛生や生活リズムなどの乱れは少なかったが，睡眠に対する不適切な考え方（信念）が存在し，特に睡眠時間へのこだわりが強く，このことが不眠症の問題を大きくしていた。治療初期において，行動療法である刺激制御法の導入に大きな抵抗がなかったことから，治療進行がスムーズであった。また認知療法についても，若干の抵抗とトラブルがあったものの，治療内容に対する理解は早く，特に自分で対処してみようという意気込みが強いことが良い結果につながったものと考えられた。治療に要した期間はおよそ 3 カ月半，セッション数は 10 回で，平均的な治療期間であったと言える。

　本事例はモデルケースであるため，典型的な不眠症の認知行動モデルを当てはめることが可能であった。しかし，不眠症患者の中には，睡眠薬の多剤服用例や他疾患合併例など，問題が複雑化した症例も存在する。そのような症例には，典型的な認知行動モデルでは対応が難しい場合や，治療反応が悪い，治療抵抗を受けるなどの問題が生じやすくなる場合もある。そのような場合，治療者は CBT-I の適用が可能かどうかを見極めなくてはならない。特に不眠症は他の精神疾患との合併性が高い疾患であることから，治療者には精神疾患に関する幅広い知識と，他の精神疾患に対する認知行動療法の経験が求められる。ただし，CBT-I の基本的な考え方は複雑な事例であっても同様であり，本稿で紹介した治療内容は有効な方法であると言える。

Section 3 CBT-Iを用いた睡眠薬の減薬・中止

宗澤 岳史・三島 和夫

　睡眠薬は不眠症状の改善に確かな効果を持ち，また迅速な効果が得られるため（Holbrook et al., 2000），現在の不眠症治療の中心とされている（Morin et al., 2006）。ただし，睡眠薬の服用後に一過性の認知と記憶の障害を起こす場合があること，不眠症の有病率が高い 65 歳以上の高齢者においては睡眠薬による認知障害や運動失調による転倒や骨折の危険性が高まることなど，不眠症の薬物療法には留意すべき点も多い。また，バルビツレートや一部のベンゾジアゼピン系睡眠薬では連用後に睡眠薬の効果に耐性が生じる可能性を有し，急な服薬の中止は不眠症状のリバウンド（反跳性不眠）や，不安の増加などの離脱症状をもたらす場合もある（Paterniti et al, 2002 ; Cumming & Le Couteur, 2003 ; Soldatos et al., 1999）。そのため，アメリカ国立衛生研究所は睡眠薬の長期使用は薦められないとしている（National Institutes of Health, 2005）。

　一般的に睡眠薬は適切に使う限りにおいては安全であり，その使用に過剰な不安を抱く必要はない。しかし，副作用や耐性，離脱症状によって，不眠症状が改善したとしても睡眠薬を止められず，慢性的な使用につながる者が数多くいることも事実である（宗澤・井上，2007）。そのため非薬物療法である CBT-I には，睡眠薬の長期連用者を対象とした睡眠薬を減量，さらには中止するための代替療法の役割も期待されている。したがって，患者から睡眠薬の減薬・中止の希望があった際には，医師と CBT-I の

実施者（以下，治療者）が連携して薬物療法から CBT-I への円滑な切り替えを進める医療体制を組む必要がある。本節では，CBT-I を用いた睡眠薬の減薬・中止の方法について紹介する。

I　睡眠薬の減薬・中止の方法

不眠症者に対して睡眠薬の減薬・中止を試みた研究は，これまで海外でいくつか報告されているが，そのほとんどは段階的に減薬する方法を用いている（Baillargeon et al., 2003 ; Morin et al., 2004）。1 つは漸減法であり，もう 1 つが隔日法と呼ばれる方法である。

1. 漸減法

漸減法とは，段階的に睡眠薬の量を減らしていく方法である。例えば，今まで 1 錠飲んでいたものを，半錠に減らし，最終的には中止する。具体的には，まず現在の服薬量を確認し，その服薬量での不眠症状の程度をみる。この際の不眠症状の程度によって減薬量を決めるのが好ましい。現在の服薬量にもよるが，服薬している限りにおいては，不眠症状が全く認められない場合は 50% 程度の減薬（元が 1 錠であれば半錠）から始めると効率がよいかもしれない。ただし，不眠症状が多少認められる場合は 25% 程度の減薬（元が 1 錠であれば 3/4 錠）から始めるとトラブルが少ない。

2. 隔日法

隔日法は，漸減法と異なり睡眠薬の量ではなく，服薬頻度を減らす方法である。例えば，今まで毎日睡眠薬を飲んでいたものを，1 週間に 6 日，5 日……と飲む日を少なくしていくのである。隔日法の服薬頻度の設定に関しても，漸減法と同様に，現在の服薬量と不眠症状の程度を考慮する必要があるだろう。ただし，臨床

的な経験から，隔日法は漸減法よりも患者の抵抗を受けやすい。そのため，まずは漸減法で服薬量を減らし，元の服薬量の75％以上の減薬（元が1錠であれば1/4錠）が成功した後，隔日法に切り替えて完全な中止を目指すというのが有効な手順のようだ。

Ⅱ　睡眠薬の減薬・中止に関するCBT-Iの役割

　睡眠薬の減薬・中止を進める場合，不眠症状が一時的に悪化することは避けられない。しかし，症状が悪化する度に服薬量や服薬頻度を元に戻していては，睡眠薬の減薬や中止を達成することは困難である。そのため，不眠症者には自らの不眠症状の変動に感情的に振り回されない態度が求められるが，その習得は患者の独力では困難である。また，睡眠薬の減薬・中止の進行に最も大きな障害となるのは，患者の睡眠薬に対する依存心である。特に不眠症が慢性化し，長年睡眠薬を飲んでいるような患者は，依存心が強く形成されている場合が多い。このような，睡眠薬の減薬・中止に関わる不眠症患者の問題を解決するのがCBT-Iの役割である。

1．事前の認知療法

　睡眠薬の減薬・中止に関するCBT-Iの役割として，まず減薬を始める前に不眠症患者に対して認知療法を行っておくことが重要である（本章第1，2節参照）。CBT-Iでは治療段階が進むにつれて，患者の睡眠に対する意識を低下させるよう試みる。また自らのネガティブな思考に対する対処法の学習も行う。これらが患者に身についていると，患者は多少の不眠症状の変動は気にならないか，自ら対処することが可能となる。ただし，睡眠薬の減薬中に強い不安が生じた場合には，その都度対処する必要がある。

2. 睡眠薬に対する考え方と態度の変容

　不眠症者の中には，睡眠薬の効果がないか，ほんのわずかな量であるにもかかわらず，睡眠薬を手放せない者が少なくない。しかも彼（彼女）らの多くはそのことを自覚している上，睡眠薬を飲むことに苦痛を感じているのである。これは睡眠薬への依存に他ならない。このような依存心が強い者は，1日分の睡眠薬が切れることにさえ強い不安を感じ，どこへ行くにも睡眠薬が手放させない。睡眠薬への依存心は，個人差はあるものの，ほとんど全ての者に存在すると考えるべきである。そのためCBT-Iでは，睡眠薬の減薬・中止を試みる全ての者に対し，睡眠薬に対する考え方（捉え方）と態度（行動）を変容を試みる。

　具体的な方法としては，不眠症者の睡眠薬に対するこだわり（信念）を明らかにし，そのこだわりに対して認知療法を行う。また，こだわりと関連する要因が認められる場合，それの除去や低減を試みる。

Ⅲ　CBT-Iを用いた睡眠薬の減薬・中止

　CBT-Iを用いた睡眠薬の減薬・中止では，医師と連携し，漸減法と隔日法にCBT-Iの治療手技，特に睡眠薬に対する考え方と態度の変容を目的とした方法を組み合わせて実施する。本章第1，2節で行った認知療法と同様，この場合も睡眠日誌を利用する方法が効率的である。なお，ここで紹介する方法は睡眠薬の減薬・中止の前に，不眠症の治療としてCBT-Iを受けていることを前提とする。ただし，来院当初より服薬している状態で不眠症状が安定しており，不安等の問題も小さいと判断された者については，医師の判断により，通常のCBT-Iに並行して睡眠薬の減薬・中止を開始する場合もある。

1. 教育

CBT-Iの導入時と同様に，睡眠薬の減薬・中止を始める際には，その方法や予期される問題点について詳細な説明を行わなくてはならない。特に薬物療法の調整は，離脱症状や心理的不安を惹起する可能性のある医療行為であることから，医師が患者へ治療内容を十分に説明し，医師，CBT-Iの実施者，そして患者が共通理解を得ることが重要である。また，治療者は患者本人の希望だけで減薬を試みるのではなく，完全ではなくとも患者の不眠症状がある程度改善し，安定した状態であることを見極めなくてはならない。不眠症の急性期や不安定な時期には，たとえ患者から希望があったとしても実施すべきではない。時には不眠症状が中等度程度認められるにもかかわらず，睡眠薬の減薬を希望する患者もいるが，その場合，治療者は不眠症状の改善と安定が先決であることを伝える必要がある。

2. 漸減法と認知療法の併用

1）初回

前述のように，睡眠薬の減薬には漸減法から行うほうが患者の抵抗を受けにくい。そのため治療者は現在の服薬量を確認した上で，25～50％の減薬を提案する。この際，睡眠日誌を毎日つけるように指示する。睡眠日誌は，CBT-Iの治療で用いたものと同様であるが，備考の欄に毎日の服薬量の記載を求める。また，睡眠薬への依存心は，患者が減薬の際にどの程度不安などの感情が喚起されるかによって判断可能である。そのため，認知療法の導入は2回目以降に行うことが効率的である。

2）2回目以降

2回目以降は，減薬の可否や，減薬の際に生じた不安などを考慮しながら，段階的に服薬量を減らしていく。まず前回から来院までの間の様子を問診と睡眠日誌から判断し，減薬した状態で不眠症状に大きな乱れがなく，その他の問題も認められなかった場

合に，さらに 25% の減薬を提案する。患者の中には，自分が減薬できたことに自信を持ち，この時点で減薬ではなく中止を希望する者もいるが，段階的な減薬のほうがトラブルは少ない。

　睡眠薬の減薬に抵抗がなく，順調に減らしていける者もいるが，減薬をしたことによる問題点を訴える者も多い。訴えとしては，(1) 数日しか減薬できなかった，(2) 1 日も減薬できなかった，(3) 不眠症状が悪化したなどである。このうち (3) 不眠症状が悪化した者については，悪化の程度が大きい場合は一度減薬を中止する。ただし許容できる範囲であれば，可能な日だけでも構わないので減薬を続けることを提案する。(1) 数日しか減薬できなかった，(2) 1 日も減薬できなかった者については，その理由を聞くが，多くの場合，睡眠薬への依存心が原因となっている。「不安になってやらなかった」，「試そうとしたが，結局飲んでしまった」などは依存心を示す典型的な理由である。このような場合に，認知療法の導入を行う。認知療法では，1 日でも減薬した日があった者については，睡眠日誌を用いて減薬した日と，できなかった日の睡眠状態，および日中の状態の確認を行う。そして減薬しても大きな問題は生じていなかったことに気づいてもらい，認知の修正を試みる。この流れについては，通常の CBT-I で用いる方法と同様である。ただし，1 日も減薬ができなかった者については，以下のようなやりとりによって，減薬する日を設けるように促す。

　P：1 日も実行できませんでした，申し訳ありません。
　T：実行しようとする意識はあったのですね，十分ですよ。では，実行できなかった理由を考えてみましょう。何か気がついたことはありましたか？
　P：私の不眠症は今は安定していますが，これは薬を飲んでいるおかげです。だから少しでも薬を減らしたら，眠れなくなってしまうのではないかと不安になってしまうのです。
　T：そうですね，誰しも今まで飲んでいた薬を減らすことには

抵抗があると思いますし，不安になるのも当然です。薬を
　　　減らすと眠れないというのは，実際に試したことがあるの
　　　ですか？
　P：いえ，ありません。もう何年も毎日薬を飲んでいるので。
　T：では，なぜそう考えるのでしょう？　その考えの根拠はあ
　　　りますか？
　P：ありません。
　T：それでは，実験だと思って，まずはその考えが本当かどう
　　　か確認してみませんか？　次回までに1日で結構ですから。
　　　次の日のことが心配であれば，休日の前の晩などに試して
　　　みましょう。もし，そこで大きな問題がなければ，チャレ
　　　ンジできそうだと思いませんか？
　P：はい。1日だけなら，やってみようと思います。

　このように，1日も減薬した日がない場合，「薬がないと眠れなくなってしまう」という考えが影響していることが多い。しかし，自分の考えと現実を照らし合わせて検討するためには，少なくとも1日は減薬した日を設けることが必要である。そのため，治療者は患者に対して，無理に減薬をさせるのではなく，わずかでも試すことの意味を伝えることが重要となる。また，不安の軽減のために改めてリラクセーションを用いた逆制止の指導をすることも有効であろう。1日でも減薬した日が設けられたのであれば，その日の様子を確認した上で，通常の認知療法に移行する。

3）隔日法への移行

　漸減法とCBT-Iの併用を続け，元の服薬量から75％以上の減薬が成功した後，隔日法に切り替えて完全な中止を試みる。ただし，患者の中には減薬が成功したことで満足し，中止は希望しない者もいるため，隔日法に移行する前に改めて患者の意思の確認が必要である。取り組み方としては，まずは休前日の夜などに1日だけ薬を飲まない日を設けることを提案する。その他の日の服

薬量はこれまでの量を継続する。この1日が成功した場合，飲まない日を2日，3日と増やしていくが，患者の中には1日成功すると他の日も全て飲まないようになる者もいる。その場合，不眠症状の悪化を含めた離脱症状が認められなければ，患者の意思に任せてよいだろう。なお，隔日法の際も睡眠日誌は継続し，治療者が患者の状態を把握するとともに，患者自身が自らの状態に気づくように促すことが重要である。

4）睡眠薬の中止

漸減法で服薬量を減少させた上で，隔日法によって服薬頻度を減らした場合，もともとの服薬量にもよるが，順調にいけば2〜4カ月程度で服薬量を減少した状態で，週に1日飲むか飲まないか程度になる。この状態では，普段の睡眠に睡眠薬の影響はほとんどない状態であると判断でき，患者自身にも睡眠薬の中止に自信が持てている場合が多い。ただし，たとえ飲まないにしても万が一のために睡眠薬は持っていたいと希望する者も少なくない。その場合，医師の判断により，お守りとして少量を持つことを許容する場合もある。また通常のCBT-Iのときと同様に，再発予防教育を行った上で，最終的な治療終結の可否を治療者と患者が相談して判断する。

Ⅳ 日本人を対象とした睡眠薬の減薬・中止

本稿で紹介したCBT-Iを用いた睡眠薬の減薬・中止と同様の方法を用いた海外の研究では，睡眠薬の減薬，または中止の効果は70〜95%と高い成果をあげている（Baillargeon et al., 2003 ; Morin et al., 2004）。しかし，海外と日本では，文化的な背景や，医療体制などが異なるため，この結果をそのまま日本人にあてはめることはできない。日本人に適した，より効率的な睡眠薬の減薬・中止の方法を開発することは，今後の課題であると言えよう。

文　献

Baillargeon L, Landreville P, Verreault R, Beauchemin J-P, Grégoire J-P & Morin CM (2003) Discontinuation of benzodiazepines among older insomniac adults treated through cognitive-behavioral therapy combined with gradual tapering : A randomized trial. Journal Canadian Medical Association 169 ; 1115-1120.

Cumming RG & Le Couteur DG (2003) Benzodiazepines and risk of hip fractures in older people : A review of the evidence. CNS Drugs 17 ; 825-837.

Hohagen F, Käppler C, Schramm E, Rink K, Weyerer S, Riemann D et al. (1994) Prevalence of insomnia in elderly general practice attenders and the current treatment modalities. Acta Psychiatrica Scandinavica 90 ; 102-108.

Holbrook AM, Crowther R, Lotter A, Cheng C, King D (2000) Meta-analysis of benzodiazepine use in the treatment of insomnia. Canadian Medical Association Journal 162 ; 225-233.

Mellinger GD, Balter MB, Uhlenhuth EH (1985) Insomnia and its treatment : Prevalence and correlates. Archives of General Psychiatry 42 ; 225-232.

Morin CM, Bastien C, Guay B, Radouco-Thomas M, Leblanc J, Vallières A (2004) Randomized clinical trial of supervised tapering and cognitive behavior therapy to facilitate benzodiazepine discontinuation in older adults with chronic insomnia. Am J Psychiatry 161 ; 332-342.

Morin CM, LeBlanc M, Daley M, Grégoire J-P, Mérette C (2006) Epidemiology of insomnia : Prevalence, strategies and consultations initiated and determinants of help-seeking behaviours. Sleep Medicine 7 ; 123-130.

宗澤岳史・井上雄一（2007）原発性不眠症における睡眠薬の服用長期化に関連する要因の検討．精神科治療学 22-9 ; 1035-1041.

National Institutes of Health (2005) National Institutes of Health state of the science conference statement on manifestations and management of chronic insomnia in adults. Sleep 28 ; 1049-1057.

Ohayon MM & Caulet M (1996) Psychotropic medication and insomnia complaints in two epidemiological studies. Canadian Journal of Psychiatry 41 ; 457-464.

Paterniti S, Dufouil C, Alpérovitch A (2002) Long-term benzodiazepine use and cognitive decline in the elderly : The epidemiology of vascular aging study. Journal of Clinical Psychopharmacology 22 ; 285-293.

Soldatos CR, Dikeos DG, Whitehead A (1999) Tolerance and rebound insomnia with rapidly eliminated hypnotics : A meta-analysis of sleep laboratory studies. International Clinical Psychopharmacology 14 ; 287-303.

Walsh JK & Schweitzer PK (1999) Ten-year trends in the pharmacological treatment of insomnia. Sleep 22 ; 371-375.

Section 4 マインドフルネス認知療法を取り入れた集団認知行動療法

尾崎 章子・宗澤 岳史

これまで本邦では，宗澤らが個人を対象とする不眠症の認知行動療法を先駆的に実践し，その有効性を示している（宗澤ら，2009；Munezawa et al., 2009）。しかし，わが国の医療現場は，認知行動療法に十分な時間を確保できないことや，認知行動療法を実践できる治療者の数が少ないこと，さらには認知行動療法の経済効率が悪いなどの問題が指摘されている（宗澤，2009）。こうした問題を克服するために，集団療法という実施形態を用いて認知行動療法を行うことが考えられる。個別の認知行動療法から，集団を対象とした認知行動療法（集団認知行動療法）へ治療形態を発展させることは，認知行動療法の普及を目指す上で物理的，経済的合理性の観点からも有効な方法であると言える。

I 集団認知行動療法

集団療法は，さまざまな問題や障害を抱える患者の心理学的治療法として広く用いられている。もともとは，不治の病と恐れられていた結核患者に対して，集団の凝集性や相互扶助を利用して，患者に共通する孤独感の解消や抑うつ感情の解放を目的に，病気に関する講義や歌唱，療養生活に関する意見交換を主とした試みを行ったことから始まったとされている（宮崎，2008）。その後，精神分析の自由連想法を取り入れたものや，心理劇，エンカウンターグループなどが発展してきた（宮崎，2008）。そのなかでも

表1 不眠の集団認知行動療法で用いられている認知的・行動的技法

	A	B	C	D	E	F	G	H	I
Bastien et al.(2004)		○	○		○			○	
Espie et al.(2001)	○	○	○	○	○				○
Jacobs et al.(1996)	○	○	○	○	○	○		○	○
Jansson et al.(2005)	○	○	○	○	○			○	
McClusky et al.(1991)			○	○					
Morin et al.(1993)	○	○	○		○				
Ong et al.(2008)	○	○	○	○			○	○	○
Verbeek et al.(2006)	○	○	○	○	○			○	○

A 睡眠の基本的知識
B 睡眠衛生教育
C 刺激制御法,睡眠制限法
D リラクセーション法
E 認知療法
F ストレスマネジメントにおける認知の修正
G マインドフルネス認知療法
H ホームワーク
I グループディスカッション

　近年,主流となっているのが集団認知行動療法である。集団認知行動療法には,相互扶助や孤独感の解消など集団療法に重要な構成要素が存在しており,いわゆる感情の発散や洞察による一般的な治療効果だけを狙ったものではなく,標的とする認知や行動に直接働きかけるための手続きが組み込まれている(宮崎,2008)。

　不眠症の集団認知行動療法は,パニック障害やうつ病などの集団認知行動療法と同様,個人療法の治療戦略を基本としている。表1に不眠の集団認知行動療法で用いられている治療技法をまとめた。睡眠衛生教育,刺激制御法,睡眠制限法,リラクセーション法,睡眠日誌を用いたセルフモニタリングなど個人療法と同様の技法に加え,グループディスカッションといった集団療法特有の技法が取り入れられている。通常,個別の認知行動療法では,これらの技法の中からクライエントの状態にあわせて,治療者が

選択的に適用していく方法が取られる。一方，集団認知行動療法では，「プログラム」という構造化された形式で提供されることが多い。

II　不眠の集団認知行動療法の有効性

　不眠に対する集団認知行動療法は，個別療法と同等に効果があり，フォローアップの段階でも引き続き改善が見られることが，これまでの研究によって確認されている（Verbeek et al., 2006 ; Bastien et al., 2004 ; Morin et al., 1994）。慢性不眠について個人療法と集団療法の効果を比較した研究によれば，集団療法は，入眠潜時，中途覚醒時間，総睡眠時間，睡眠効率の改善だけでなく，睡眠に関する非機能的な信念と態度，QOL，心理的ウェルビーイングにおいても個人療法と同等の効果が認められ，その効果は6カ月後も持続することが示されている（Verbeek et al., 2006）。治療形態を個別，集団，電話相談に分け，治療効果の比較を行ったBastienらは，これらの治療形態の間で治療効果には差が認められなかったと報告している（Bastien et al., 2004）。Morinらが行ったメタアナリシスでは，慢性不眠症において，中途覚醒回数については個人療法，集団療法，自己管理法の順に効果が高かったものの，睡眠潜時，中途覚醒時間，総睡眠時間に関しては3つの治療形態間で差が認められなかったと報告されている（Morin et al., 1994）。

　集団療法と自己管理法の効果を比較検討した報告がいくつかなされている。Espieらは，集団療法とセルフモニタリング法の効果をランダム化比較試験によって検証している。その結果，集団療法を受けた群の方が治療効果が高く，1年後においてもこれらの効果は持続していた。さらに，治療開始時に睡眠薬を服用していた患者の84％が，1年後に睡眠薬を中止していることを確認している（Espie et al., 2001）。さらに，発症1年未満の早期不眠

症患者に集団認知行動療法を実施し，冊子を用いた個別の情報提供群と比較した研究によれば，集団認知行動療法の改善効果は，個別の情報提供群に比べ1年後のフォローアップ時においても持続されていた（Jansson & Linton, 2005）。

　これらの報告を概観すると，不眠症状軽減に対する集団療法の効果は個人療法と比較して遜色はなく，自己管理法と比べて優れていると判断できる。さらには睡眠薬の減薬・中止を助ける機能を有していると考えられる。しかし，本邦では集団認知行動療法の実践および効果検証は十分に行われておらず，発展が遅れている。

Ⅲ　マインドフルネス認知療法

　従来の認知療法では，問題行動や症状に関連する認知を把握し，その認知が現実を適切に反映するかどうか，それらの内容を吟味し，もし不合理なところがあれば適切な認知に修正するといった一連の方法が取られる。しかし，個人によって不適切とされる認知の内容は異なるうえに，標的となる認知の同定，その変容・置き換えには時間を要する。特に高齢者にとっては困難な作業となることが多い。

　近年，注目されているマインドフルネス認知療法は，認知を制御するよりも，患者と認知との関係を変化させることに重点を置いている。瞑想法や呼吸法などのトレーニングを通して，自らの否定的認知と距離を保ち，不適切な認知に飲み込まれないようにするものである。マインドフルネス認知療法は，外来個別療法として実施されることが多いが，集団療法やワークショップといった形態にも適した治療法であると言われている。また，マインドフルネス認知療法は，体験的方略を重視している点で高齢者にも適しており，加えて，集団を対象に実施できる点で効率性においても優れた治療法であると言える。

マインドフルネス認知療法は主にうつ病の予防的介入に成果を上げているが，全般性不安障害やパニック障害などの不安障害に対しても効果が認められることが報告されており，さまざまな障害に対して適用可能な治療法とされている。Ong らは，不眠症患者にマインドフルネス認知療法を取り入れた集団認知行動療法を実施した研究において，マインドフルネス認知療法が不眠症状や睡眠に関する非機能的な信念と態度の改善に有効であり（Ong et al., 2008），その効果は 1 年後も持続していたと報告している（Ong et al., 2009）。しかし，マインドフルネス認知療法を不眠症の集団治療に用いた研究は極めて少なく，実証的な効果の検証は十分であるとは言えない。そのため，マインドフルネス認知療法と集団認知行動療法とを統合させた治療法の体系化は開発途上にあると言える。

Ⅳ　マインドフルネス認知療法を取り入れた不眠の集団認知行動療法プログラムの実際

　筆者は，不眠の問題を抱える地域住民を対象に，マインドフルネス認知療法を取り入れた集団認知行動療法プログラムの開発を行政機関と連携して試みている。地域保健では，運動や栄養等の健康教育において集団という実施形態が通常用いられており，集団療法に対する親和性は高い。本邦では，睡眠薬治療の対象とまではならないものの不眠に悩む住民や，睡眠薬服用に対する抵抗感から医療機関を受診せずに慢性的な不眠症状に苦しむ住民は多く存在していると考えられ，非薬物療法である認知行動療法に対する地域住民のニーズは高いと推察される。しかしコミュニティをベースにした不眠に関する集団認知行動療法は報告されていない。

1. プログラムの構成

　筆者が用いた不眠の集団認知行動療法プログラムは，地域保健における普及を考慮し，個別のCBT-Iを基盤に，より構造化・簡便化した形式とし，比較的使用しやすい治療技法を用いることとした。睡眠に関する誤った認知や行動を修正し，不眠症状の軽減を図ることを目標とし，内容は，行動療法と認知療法の2つの治療法を軸に，睡眠衛生教育や睡眠スケジュールの指導などの教育的アプローチを加えて構成した（図1）。具体的には，科学的根拠に基づく睡眠や睡眠衛生に関する知識に加え，睡眠に関連する不適応的な認知や行動に気づき，適切なものに変容させるための知識やスキル，入眠前の漸進的筋弛緩法について学ぶものである。プログラムは隔週で全5回（120分），各回のセッションは，主に講義，小グループでのディスカッション，実技，ホームワークにより構成されている。

2. プログラムの内容

　セッション1は，睡眠に関する基礎知識について講義を行う。次いで，参加者同士で親近感をもてるよう自己紹介を行う。初回のセッションでは多くの参加者は緊張している。自己紹介によって，他者も自分と似たような悩みや症状を抱えていることに気づいてもらい，緊張を和らげるようにしている。治療者も参加者の症状や生活スタイルを把握できる機会となる。睡眠日誌を用いて睡眠のモニタリングを行うことを次回までのホームワークとしている。セッション終了後，自己紹介で得られた情報をもとにグループ分けを行う。集団療法では，集団の凝集性を高め，グループとしての成長・発展を促進する必要がある。保健センターで開催する事業にはさまざまな年齢や背景の異なる住民が参加する。集団療法では，集団の構成によって効果に差があることが認められており，他者の体験に対する共感性を促し，親和的対人交流を生むには，治療集団の同質性をある程度保つことは重要であると考え

セッション1	講義	睡眠の疫学
		不眠症とは？
	自己紹介	

↓ ホームワーク：睡眠日誌の記載

セッション2	講義	睡眠を阻害する考え・行動・習慣
	集団討議	「睡眠日誌をつけて気づいたこと」
	実技	漸進的筋弛緩法

↓ ホームワーク：①睡眠日誌の記載
　　　　　　　　②漸進的筋弛緩法の実践

セッション3	講義	ストレスと睡眠
	実技	マインドフルネス認知療法
	集団討議	「ここ2週間の睡眠について振り返ってみよう」

↓ ホームワーク：①睡眠日誌の記載
　　　　　　　　②筋弛緩法の実践
　　　　　　　　③マインドフルネス認知療法の実践

| セッション4 | 集団討議 | 「ここ2週間の睡眠について振り返ってみよう」 |
| | | 「マインドフルネスをどのように実践しましたか」 |

↓ ホームワーク：①睡眠日誌の記載
　　　　　　　　②漸進的筋弛緩法の実践
　　　　　　　　③マインドフルネス認知療法の実践

セッション5	講義	不眠の再発予防と対応
	集団討議	「プログラムに参加して変化したこと」
		「プログラムへの要望」

図1　プログラムの概要

られる．年齢や生活背景，自分の話ばかりを延々と述べているかどうかなどに配慮してグループ分けを行う．

　セッション2では，睡眠衛生や刺激制御法ならびに睡眠制限法，不眠と認知との関連について講義を行う．次いで，これらの講義

やホームワークを踏まえ，睡眠を悪化させうる考えや行動，習慣に参加者自身が気づくことを目的に，小グループ（5～6人）でのディスカッション（45分間）を実施する。治療者はグループディスカッションにファシリテーターとして参加している。グループディスカッションでは「睡眠日誌をつけてみたら，思っていた以上に眠れていたことに気づいた」，「あまり眠れなくても，翌日の活動に支障がなければ心配いらないと知り安心した」などの意見がよく報告される。最後に，入眠前の漸進的筋弛緩法を用いた逆制止を紹介し，実技を行っている。セッション2は，参加者にとって初めてのグループディスカッションとなるため，不眠を引き起こしたさまざまなきっかけや多様な体験が語られることとなる。ここでは互いの体験を尊重し，参加者間の交流を深めるような働きかけが重要となる。「寝つけない時にはいったん離床した方がいいと（講義で）聞いたが，（その時に）何をして過ごしていいかわからない」といった治療者への質問に対しては，「皆さんだったらどのように過ごしますか？」とメンバー同士の会話を橋渡しするような試みが有効である。ファシリテーター対個人のやりとりに終始しないよう心がけ，メンバー間の相互作用が促進されるよう働きかけることも重要である。

　セッション3では，入眠時に見られる思考の持続，感情の喚起など認知的覚醒に関する講義を行い，これに対する対処法としてマインドフルネス認知療法を紹介し，呼吸法を中心とした実技を行う。次いで，前回から今回までの間における自分の睡眠に対する考えや行動，習慣に関する新たな気づき，筋弛緩法の実践や行動変容への取り組み，それらに伴う睡眠の変化についてグループディスカッションを実施する。このセッションあたりからメンバーの緊張も低減し，集団の凝集性が高まり，参加者の相互交流が増してくる。入眠障害を主訴に参加した60代後半の参加者が，毎晩19時半に就床していると述べると，メンバーが一声に「それは早すぎるよ！」などと率直な意見を述べる場面もみられた。

メンバーからの指摘は，治療者による指摘よりも時に認知の修正をより円滑に促すように思われる。

セッション4は，前回からの今回までの自分の睡眠に対する考えや行動，生活習慣に関する新たな気づき，漸進的筋弛緩法や行動変容，認知的覚醒時のマインドフルネス認知療法への取り組み，それらに伴う睡眠の変化についてディスカッションを行う。マインドフルネス認知療法を実践してどのような体験をしたか，メンバー間でシェアするようにしている。「試しに就床時刻を30分遅らせてみたら，入眠がスムーズになった」，「マインドフネスを実践してみたらスムーズに眠れた」など行動実験を実行した結果，不眠症状が改善したことが報告される。症状や気分の変化を実体験として理解することを通して，認知の変容が促進されるようである。同時に，他のメンバーも仲間の成功体験を目の当たりにして，講義での学びを実践しようと動機づけが高まる者も存在する。

セッション5は，最終的なまとめを行い，これまで学習してきた内容の振り返り，再発予防についての講義，グループディスカッションを行う。最終回のグループディスカッションでは，プログラム全体を通して不眠症状や気分，行動がどのように変化したか振り返ってもらう。ファシリテーターは参加者個人が自分の変化を認識できるよう働きかけている。「プログラムに参加しても不眠症状には改善がみられないと思っていた。しかし，皆と話しているなかで，布団を敷く時の不快な気持ちが消えていることに気づいた」と否定的気分が変化したことに気づいた人もいる。「不眠の辛い状況や気持ちを語りあう場をもててよかった。機会があればまた参加したい」という声も多い。

1カ月後，3カ月後，6カ月後にフォローアップセッションを実施し，メンバー同士の近況報告を実施する。「何が奏効したのかわからないものの，睡眠薬を止めることができた」とプログラム終了後に睡眠薬を離脱した報告もなされる。一方で「プログラ

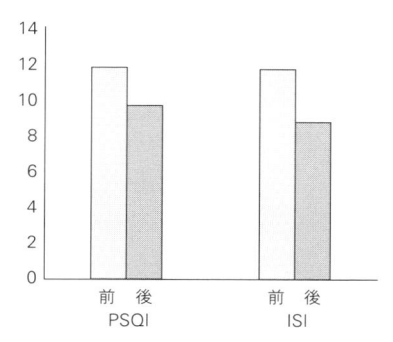

図2 集団認知行動療法実施前後の
睡眠障害（PSQI）および
不眠の重症度（ISI）に関する
尺度得点の変化

ム終了後しばらくは改善していたが，家庭内のストレスで不眠が再発した」と語る参加者もいる。これに対し，他のメンバーから「眠れる時もあれば，眠れなくなる時期もある，波があるようだ」という意見が出される。この時期になるとグループメンバー間の交流も深まり，メンバーからのフィードバックは必ずしも肯定的なものとは限らない。「そんな（ぐうたらな）生活をしているから眠れないのよ」といった厳しい指摘もなされる。グループメンバーが互いに与え合う率直なフィードバックは，自己の認知や状況を客観的に捉え，見つめ直す機会となっているようである。

3．プログラムの有効性

本プログラムは本邦における初めての実践であり，試行錯誤しながら開発したものである。改善・工夫をする余地は残されているが，2008年に実施したプログラム参加者の治療成績は良好なものであった（図2）。不眠を自覚している地域住民を対象に，広報誌やチラシによる募集を行い，22名の応募を得た。プログラム出席回数は，5回が12名，4回が9名，3回が1名であった。事前・事後双方に質問紙への回答が得られた21名を分析対象とした。女性は19名（90.5％）で，平均年齢は64.76 ± 6.45歳（51～73歳）であった。不眠の期間は平均10.90 ± 11.15年（0.5～45年）であった。プログラム実施前の睡眠薬の服用状況は，内服なしが9名（42.9％），週3回以上が8名（38.1％），週1～2回が4名（9.5％）であった。実施前のCES-D合計得点は，

平均6.2 ± 3.8点（1 〜 16点）で，16点未満が20名であった。

　不眠症状の変化をPSQI（Pittsburgh Sleep Quality Index：ピッツバーグ睡眠質問票の日本語版）およびISI（Insomnia Severity Index：不眠重症度質問票の日本語版）によって評価すると，実施後のPSQI合計得点，ISI合計得点は，実施前の得点に比べ，それぞれ有意に低下していた。PSQIの下位尺度である入眠時間，睡眠時間，睡眠効率，睡眠薬使用も，実施前に比べ実施後に有意に低下していた。実施前に睡眠薬を服用していた12名のうち，プログラム実施期間中に，睡眠薬を減薬，または中止できた者は10名（83.3％）であり，このうち減薬できた者は4名（33.3％），中止できた者は6名（50.0％）であった。本プログラムは対照群を設定していないことから，マインドフルネス認知療法を取り入れた不眠の集団認知行動療法プログラムの効果については，今後さらなる検討が必要である。しかし，参加者の不眠症状が実験前後で有意に改善し，また服薬中の参加者については睡眠薬の減薬・中止に至った者が80％も認められたことから，本プログラムが不眠の問題を抱える地域住民に効果をもつことは十分に期待できるだろう。特に興味深い点として，本プログラムには睡眠薬の減薬・中止を目的とした治療手技は含まれていなかったにもかかわらず，服薬中の参加者のほとんどが減薬，または中止に成功していたことが挙げられる。この理由については，明らかでないものの，集団療法の特性である相互扶助的関わりが有効に働いたのかもしれない。また個別のCBT-Iでは認知療法による不眠症者の不適切な考え方の変容に時間をかけるが，本プログラムにおいては特別に時間をかけなくても，セッションの進行と共に，参加者の認知変容が進んでいることが確認できた。これは，グループディスカッションにおいて参加者がお互いに意見を出し合うことが，認知療法的な働きを有していたためかもしれない。なお，本プログラムのドロップアウトは22名中1名であり，個別のCBT-Iよりも構造化されたプログラムであったにもかかわらず，

ほとんどの参加者が積極的にプログラムに参加していた。これについても集団療法の利点が生かされたためかもしれない。参加者の主な参加理由は「不眠症状を軽減したい」,「睡眠薬をやめたい」,「いろいろな人と交流する場が欲しい」であり, 集団療法への治療動機が高く, 本プログラムの治療形態は参加者のニーズに合ったものであったと言える。また, セッションを重ねるに従いグループの凝集性が高まり, 親和的対人交流が生まれたが, このことも安定した参加をもたらした理由だと考えられる。

一方, 不眠の集団認知行動療法を実施する上での課題も残されている。まず, 患者の状態に合わせて治療内容を柔軟に変化可能な個別のCBT-Iと異なり, 集団認知行動療法では構造化された方法を用いる。そのため, 個々への対応は難しく, 参加者の治療内容への理解度や症状改善度には差が認められる場合がある。構造化されたプログラムでは対応が難しい者に対しては, 個別の治療と集団療法な併用についても検討を加える必要があるだろう。また, 本プログラムの参加者は他者（集団）との関わりに対して比較的積極的な者が多かったが, これは全ての者に当てはまるとは言えず, 参加者の中には他者との関わりを苦手に感じる者もいるだろう。そのため, どのような患者が集団認知行動療法に適しているのかといった, 患者の特性を明らかにすることは今後の課題である。

V 不眠の集団認知行動療法の展望

CBT-Iの不眠症への有効性は, 近年の海外の報告で実証され, また日本人についても本章第3節で述べた方法が成果を上げている（Munezawa et al., 2009）。しかし, 本邦においてはCBT-Iの実践家が少ないことや, 医療現場の時間的, 制度的制約, そして経済効率的な観点からも個別のCBT-Iの普及には解決すべき課題が多い。しかし, 集団認知行動療法は物理的, 経済的合理性の

高い治療形態であり，本邦に適したものと考えられる。その治療効果については今後のさらなる検討が必要であるが，本プログラムにおいては個別と遜色がなく，むしろ個別の CBT-I を上回る点も多く認められたことから，今後の発展がますます期待される。

文　献

Bastien CH, Morin CM, Ouellet MC, Blais FC & Bouchard S (2004) Cognitive-behavioral therapy for insomnia : Comparison of individual therapy, group therapy and telephone consultations. J Consult Clin Psychol 72-4 ; 653-659.

Espie CA, Inglis SJ, Tessier S & Harvey L (2001) The clinical effectiveness of cognitive behaviour therapy for chronic insomnia : Implementation and evaluation of a sleep clinic in general medical practice. Behav Res Ther 39-1 ; 45-60.

Jacobs GD, Benson H & Friedman R (1996) Perceived benefits in a behavioral-medicine insomnia program : A clinical report. Am J Med 100-2 ; 212-216.

Jansson M & Linton SJ (2005) Cognitive-behavioral group therapy as an early intervention for insomnia : A randomized controlled trial. J Occup Rehabil 15-2 177-190.

McClusky HY, Milby JB, Switzer PK, Williams V & Wooten V (1991) Efficacy of behavioral versus triazolam treatment in persistent sleep-onset insomnia. Am J Psychiatry 148-1 ; 121-126.

宮崎隆穂（2008）集団療法が自己治癒力に及ぼす影響．看護学雑誌 72-3 ; 224-228.

Morin CM, Culbert JP & Schwartz SM (1994) Nonpharmacological interventions for insomnia: a meta-analysis of treatment efficacy. Am J Psychiatry 151-8 ; 1172-1180.

Morin CM, Kowatch RA, Barry T & Walton E (1993) Cognitive-behavior therapy for late-life insomnia. J Consult Clin Psychol 61-1 ; 137-46.

宗澤岳史（2009）認知行動療法．日本臨床 67 ; 1606-1610.

Munezawa T, Abe A, Yamamoto R, Kaneita Y & Ohida T (2009) Effects of cognitive behavior therapy for insomnia on reduction/discontinuation of hypnotics. ASRS, JSSR, JSC joint congress 2009. Program & Abstracts 231.

宗澤岳史・Morin CM・井上雄一・根建金男（2009）日本語版不眠重症度質問票の開発．精神科治療学 24 ; 219-225.

Ong JC, Shapiro SL & Manber R (2008) Combining mindfulness meditation with cognitive-behavior therapy for insomnia : A treatment-development study. Behav Ther 39-2 ; 171-182.

Ong JC, Shapiro SL & Manber R (2009) Mindfulness meditation and cognitive behavioral therapy for insomnia : A naturalistic 12-month follow-up. Explore (NY) 5-1 ; 30-36.

Verbeek IH, Konings GM, Aldenkamp AP, Declerck AC & Klip EC (2006) Cognitive behavioral treatment in clinically referred chronic insomniacs : Group versus individual treatment. Behav Sleep Med 4-3 ; 135-151.

Section 5　うつ病の合併症例に対する処置

山寺　亘

はじめに

　不眠症はうつ病発症のリスクを高め，不眠症状はうつ病に先行して出現し，うつ病では不眠症状が残遺しやすい。これらの臨床的知見を礎に，不眠症とうつ病の近縁性が，病態生理学的，特に視床下部－脳下垂体－副腎系（HPA axis : hypothalamic pituitary adrenocortical axis）を鍵概念とした神経内分泌学的に立証され始めている（三島，2009）。しかし，不眠症あるいはうつ病共に，日常臨床上で遭遇する機会は多いにもかかわらず，併存あるいは合併時における治療戦略が確立されるには至っていない。治療的対応として共に薬物療法が中心となる一方で，うつ病慢性期における治療あるいはうつ病の再発予防として認知行動療法（cognitive behavior therapy : CBT）の有用性（忽滑谷，2000）が広く知られており，また，不眠症に対する認知行動療法（cognitive behavior therapy for insomnia : CBT-I）についても，その有効性が確認されている（宗澤・井上，2008 ; Sato, Yamadera, Matsushima et al., 2010）。

　本稿では，うつ病における睡眠障害を概説した上で，筆者の所属する総合病院精神科で施行しているうつ病再発予防プログラム参加者における睡眠障害に関する実態調査を紹介し，うつ病合併例における不眠に対する認知行動療法的アプローチの必要性について考察する。

I うつ病の睡眠障害，特にうつ病の残遺症状としての不眠症

　ICD-10 や DSM-IV といった国際的診断基準上，うつ病における睡眠障害は，あくまでも従属症状のひとつに過ぎない。本邦一般人口の 20% 以上が睡眠障害を抱えていると推定されているが，調査によると睡眠障害を主訴とした医療機関への受診率は，未だ極めて低い。また，不眠を呈する患者の 20 〜 30% がうつ病であり，うつ病患者の 85 〜 95% に睡眠障害が認められる。国家施策である自殺予防の観点から，うつ病を見逃すことがないように，睡眠障害，特に不眠症状を手がかりとして，一般医療機関において積極的にうつ病に関する問診を施行することが重要である。

　うつ病が呈する睡眠障害として早朝覚醒の頻度は決して高率ではなく，いずれの現象型の睡眠障害も同程度に認められることを忘れてはならない。各々調査条件は異なるものの，①うつ病病相期では，熟眠障害 90%，入眠障害 70% 以上，早朝覚醒 50% が出現し，全体として約 95% に何らかの睡眠障害が認められた，②未治療うつ病患者の 80% 以上に何らかの睡眠障害が聴取され，その内訳は，入眠障害 40%，中途覚醒 40%，早朝覚醒 30%，日中の眠気 30% で構成されていた，③うつ病と診断された外来初診患者に対してピッツバーグ睡眠質問票（PSQI）を施行すると，入眠障害 60%，中途・早朝覚醒 65%，熟眠障害 60%，日中の眠気 30% が認められ，何らかの睡眠障害を有する症例は約 85% にのぼった，などとまとめられている（小曽根・伊藤，2007）。また，同一の症例においても，うつ病の経過によって睡眠障害の現象型が異なり，極期には不眠症状が多く認められるのに対して，病初期や回復期には過眠傾向を示すことがある。

　うつ病における睡眠構築上の特徴として，健常者との比較における REM 睡眠潜時の短縮が知られている。REM 睡眠潜時の短縮は，治療でうつ病が改善した後も正常化しない場合があり，電気けいれん療法奏効例で治療前の REM 睡眠潜時が短縮している

症例では，再発率が高いなどの知見から，同所見は，睡眠の恒常性維持機構の減弱による徐波睡眠の減少に関連するうつ病の脆弱性素因であると考えられている（小曽根・伊藤，2007）。

　うつ病に対する抗うつ薬による治療成績をまとめると，寛解が得られるのは 1/3 に過ぎず，1/3 は部分寛解にとどまり，1/3 は薬物療法に抵抗性を示す。うつ病治療後に残遺する症状は，再発・再燃など，うつ病患者の予後を悪化させる大きな要因となり，何らかの症状が残遺するうつ病症例の再発頻度は，無症状まで完全に寛解した症例に比べて 3 〜 6 倍高いと考えられている（三島，2009）。不眠症状は，倦怠感，興味・喜びの喪失と共に，軽快後のうつ病患者における最も認められやすい残遺症状である。薬物療法あるいは認知行動療法を施行し軽快したうつ病患者において，不眠症状の残遺率は治療法によって差異を認めず，ハミルトン抑うつ評価尺度の下位項目で，入眠困難 22％，熟眠障害 26％，早朝覚醒 17％ など，全体で何らかの不眠症状を認める症例は 51％ にのぼったという（小曽根・伊藤，2007）。諸家の報告をまとめると，軽快後うつ病患者の 27 〜 65％ に不眠症状が残遺すると報告されている（小曽根・伊藤，2007）。このうつ病治療後に残遺する不眠について，うつ病による二次的な症状というよりも合併症である可能性も指摘されている（小曽根・伊藤，2007）。

　うつ病における睡眠障害の改善が，うつ病の回復に直結するのかは現時点で不明である。90 年代前半までの米国うつ病治療ガイドラインにおいて，うつ病の不眠はうつ病による二次的な症状であり，うつ病の治療によって改善すると考えられていた。その結果，臨床的根拠を欠いたまま抗うつ薬の単剤投与が重要視され，睡眠薬による治療は不要という立場が強調されてきた。しかし近年になって，うつ病の不眠症状に対して睡眠薬を用いて積極的に治療することで，不眠以外のうつ症状に対しても効果的に作用することが明らかにされ始めている（小曽根・伊藤，2007）。

表1 慈恵医大におけるDPP (depression prevention program) の構造と内容

毎週1回，全8回，1回30〜60分（スライドを用いた解説とディスカッション），宿題を含むテキストの記入。1グループは3〜7名。
講習1　うつ病について
講習2　気分と思考の関係
講習3　思考パターンの検証
講習4　気分と行動の関係
講習5　行動計画の立て方とリラクゼーション
講習6　気分と対人関係
講習7　対人交流の増やし方
講習8　将来の目標

　これらの知見から，うつ病における睡眠障害，特に不眠症状を病態生理学的に理解する際には，①うつ病の二次的な症状としての不眠，②抗うつ薬による薬物療法の副作用による不眠，③日中の活動量の低下による不眠，④概日リズムに関連した不眠，⑤うつ病治療後に合併した不眠症，などの観点から考慮する必要があると考えられる。

II　当院におけるうつ病再発予防プログラムと寛解期うつ病における不眠症状の実態

　うつ病再発予防プログラム（depression prevention program：DPP）は，Munozらの「the Prevention of Depression」(1993)に認知行動療法的技法を取り入れて，邦人向けに改良された心理教育（psycho-education）である（忽滑谷，1994，2000）。当院では，寛解期うつ病患者（ハミルトン抑うつ評価尺度24項目：HAM-D-24，総点15点未満）を対象に，1994年からDPPを施行している。その概要（高梨，2002）を表1に示した。当院のDPPにおいて，施行後には施行前に比較して，① HAM-D-24総点の有意な減少，②否定的認知の減少，③1年後の追跡調査における再発予防効

果など，寛解期のうつ病に対して一定の治療効果を認めている（高梨，2002）。また，POMSにおける抑うつ気分の改善が施行後3カ月まで維持される一方で，認知の改善が認められても施行後3カ月後には再び元に戻る傾向や，NEO-FFIで誠実性の高い症例は講習を脱落しにくい傾向などが見出されている（古川・真鍋・笠原，2004）。以下，青木ら（2008）が着手したDPPにおける睡眠に関する治療的介入の必要性を明らかにすることを目的とした，DPP参加者に対する睡眠状況の調査結果を紹介する。

1. 対象と方法

対象は，東京慈恵会医科大学附属病院および附属柏病院精神神経科に外来通院中で，ICD-10のうつ病エピソードまたは反復性うつ病性障害の診断基準を満たし，現在は寛解状態（HAM-D-24総点15未満）にあり，平成19（2007）年11月から平成21（2009）年1月に当院DPPに参加した患者23例（男性11例，平均年齢47.5 ± 12.0歳）である。これらに対して，DPP導入前にHAM-D-24とピッツバーグ睡眠質問票（PSQI）を施行し，睡眠障害の実態を検討した。PSQI総点の切断値を5.5点に設定して，対象を睡眠障害の有無で2群に分け，各心理検査項目について比較した（Wilcoxonの順位和検定）。対象の背景因子と施行した心理検査項目は，表2，3の通りである。

2. 結果

対象23例におけるDPP導入前の各尺度総点の平均（±標準偏差）は，HAM-D-24で3.5 ± 2.6点，PSQIは8.0 ± 4.3点を示した。PSQI総点が，睡眠障害ありと判断される5.5点以上を示した症例は，16例（69.6%）に認められた。その一方，HAM-D-24の睡眠障害に関する下位項目の総和が1点以上（何らかの睡眠障害を有する）であった症例は，6例（26.1%）に過ぎなかった。PSQIの各下位項目が1点以上であった人数，割合

表2　対象の背景因子

	平均±標準偏差	服薬内容	使用率（％）
ICD-10診断 F32/F33	14/9	SSRI	43.5
HAM-D-24総点	5.5±4.4	SNRI	21.7
教育年数（年）	14.2±2.1	その他の抗うつ薬	43.5
最終病相からの期間（カ月）	8.1±15.9	抗精神病薬	17.4
発症年齢（歳）	41.6±10.5	BZP系睡眠薬	47.8

SSRI：選択的セロトニン再取り込み阻害薬
SNRI：セロトニン・ノルアドレナリン再取り込み阻害薬
BZP：ベンゾジアゼピン

表3　心理検査項目

気分	HAM-D	うつ病の一般的評価項目
	POMS	緊張（T-A），抑うつ（D），怒り（A-H），活気（V），疲労（F），混乱（C）
思考	ATQ-R	将来に対する否定的評価，自己に対する非難，自己に対する肯定的思考
	TAC-24	諦め，肯定的解釈，計画立案，回避的思考
行動	TAC-24	情報収集，気晴らし，カタルシス，責任転嫁
性格	NEO-FFI	神経症傾向（N），外向性（E），開放性（O），協調性（A），誠実さ（C）
	TCI	新奇性追求，損害回避，報酬依存，持続，自己志向，協調性，自己超越性
睡眠	PSQI	睡眠の質，入眠時間，睡眠時間，睡眠効率，睡眠困難，眠剤使用，日中覚醒困難

と各下位項目の平均点を表4に示した。

　次に，PSQI総点5.5を切断点として，対象を睡眠障害の有無で2群に分類し，両群を比較した（表5）。その結果，睡眠障害を有する群（PSQI総点5.5以上）は，睡眠障害を示さない群（PSQI総点5.5未満）に比較して，HAM-D-24総点（p=0.006）およびHAM-D-24下位項目の仕事と興味の減退（p=0.004）が高く，PSQIの下位項目では睡眠の質（p=0.006）が悪く，睡眠

表4 PSQIの各下位項目が1点以上の人数（%）と各下位項目の平均点

	人数（%）	平均点±標準偏差
睡眠の質（C1）	16(69.6)	1.0±0.8
入眠時間（C2）	18(78.3)	1.3±1.1
睡眠時間（C3）	10(43.5)	0.7±1.0
睡眠効率（C4）	8(34.8)	0.6±1.0
睡眠困難（C5）	19(82.6)	0.9±0.5
睡眠薬の使用（C6）	17(73.9)	2.1±1.3
日中覚醒困難（C7）	20(87.0)	1.3±0.8
PSQI総得点		8.0±4.3

n=23

表5 睡眠障害の有無（PSQI総点5.5）で分類した両群の背景因子

	睡眠障害あり（PSQI≧5.5）	睡眠障害なし（PSQI＜5.5）
人数（男性）F32/F33	16(9) 10/6	7(2) 4/3
PSQI総点	10.1± 3.2	3.3± 2.1
年齢（歳）	44.3±10.2	55.0±13.1
HAM-D-24総点	6.9± 3.8	2.3± 4.1
最終病相からの期間（カ月）	5.5±11.3	14.0±23.6
教育年数（年）	14.9± 1.6	12.7± 2.5
発症年齢（歳）	41.2±10.2	42.6±11.9
服薬内容	使用率（%）	
SSRI	50.0	28.6
SNRI	25.0	14.3
その他の抗うつ薬	37.5	57.1
抗精神病薬	12.5	28.6
BZP系睡眠薬	56.3	28.6

SSRI：選択的セロトニン再取り込み阻害薬
SNRI：セロトニン・ノルアドレナリン再取り込み阻害薬
BZP ：ベンゾジアゼピン

平均±標準偏差

薬の使用（p=0.001）が多いという差異が認められた。また，各心理検査に関する比較では，睡眠障害を有する群で，ATQ-Rの将来に対する否定的評価（p=0.019）と自己に対する非難（p=0.017）が高く，POMSの活気（p=0.009）が低いなどの所見が得られた。

3. 考察

DPPに参加した寛解期うつ病患者における睡眠障害の出現頻度は，HAM-D-24（26.1%）とPSQI（69.6%）という評価尺度の違いによって，大きな差異が認められた。これは，HAM-D-24における睡眠障害に関連する下位項目が「入眠障害」「熟眠障害」「早朝覚醒」の3項目に限られているのに対して，PSQIの下位項目として「眠剤の使用」や「日中覚醒困難」が設けられており，調査結果としてこれらの項目で得点が高かったことに起因していると考えられる。今回の検討において，特に，睡眠薬の使用率の高さがPSQI総点に大きく反映されたことが窺える。うつ病の不眠症状に対する睡眠薬による併用療法の有効性が指摘されている（小曽根・伊藤，2007）一方で，今回の対象における睡眠薬を常用している症例は，6割弱にのぼった。睡眠薬，特にBZP系睡眠薬の依存性や耐性などの問題を考慮すると，寛解期うつ病患者に対する睡眠薬の減量・中止に関する治療上の工夫も必要となると考えられた。いずれにしても，寛解期うつ病DPP参加者におけるPSQIからみた睡眠障害が高頻度に認められた。寛解期うつ病における睡眠障害は，再燃・再発の危険性にとどまらず，DPPの治療効果に影響を与える可能性がある。今後は，DPPと平行して睡眠障害に関する治療的介入を行うことの必要性が示唆された。当院で施行した過去のDPPにおいて，DPP導入前と比較して終了直後のHAM-D-24総点は有意に減少したが，HAM-D-24の睡眠障害に関連する下位項目には有意な変化は認められなかった。寛解期うつ病の不眠症状に対するDPPの直接的な効果は不

明であるが，うつ病の再燃・再発を早期発見し，より高感度に治療効果を判定するためには，寛解期うつ病における睡眠障害の評価法として，PSQI を用いることが有効であると考えられた。

次に，DPP 導入前の睡眠障害の有無（切断点 PSQI 総点 5.5）で分類した 2 群間比較では，HAM-D-24 総点とその下位項目の仕事と興味の減退，POMS の活気，ATQ-R の否定的認知で有意差を認めた。PSQI の下位項目では，睡眠の質と睡眠薬の使用のみ有意差を認め，入眠時間・睡眠時間・睡眠効率などの実際の睡眠内容に関する項目の有意差はなかった。これらの所見のみにて，今回の DPP 参加者が示した不眠症状が，うつ病に残遺する不眠症状であるのか，あるいはうつ病治療後に合併した不眠症であるのかを鑑別することはできない。しかしながら，睡眠障害を有する群では，睡眠に対する思考面の歪みや活気の低下に基づく日中の活動量の低下が，不眠症状の形成に関与した可能性が示唆された。また，心理検査の比較において，いわゆる不眠症であるところの精神生理性不眠症に特徴的な神経質性格に関する差異は認められなかったものの，睡眠に対する認知の歪みが生じている可能性があり，本人の自覚する不眠感は残遺するが客観的な睡眠内容には大きな問題は認められない，睡眠状態誤認に類似した病態の存在も示唆された。

Ⅲ　うつ病の不眠に対する認知行動療法

1980 年代後半に治療体系として確立された CBT は，症状の発症・持続に関連する認知・行動・感情の問題を変容させることで問題の解決を目指す精神療法であり，特に，不安障害や気分障害（うつ病）に対する有用性が認められている。うつ病の再発率を薬物療法単独治療例と比較すると，CBT 単独または CBT と薬物療法併用例で著明に低く，CBT がうつ病再発予防効果を有することが実証されている（宗澤，2009）。また，慢性不眠症に対する

CBT-Iについても，薬物療法の相補・代替療法として，その治療効果が集積されつつある（宗澤・井上，2008；Sato, Yamadera, Matsushima, 2010）。これらの知見あるいは不眠症とうつ病の病態生理学的近縁性の観点から，うつ病に合併した不眠症への治療的対応やうつ病の再発予防を目的としたCBT-Iの有用性が期待され，検討され始めている。

　最近の報告では，不眠症状を伴う軽症うつ病症例に対して，CBT-Iを週1回30〜60分，全6回施行し，導入前，終了時，終了後3カ月に睡眠日誌とベック抑うつ尺度（Beck depression inventory：BDI）で評価したところ，終了時には全例の睡眠状態が正常化し，87.5%でBDI総点が9点未満となり，その効果は終了3カ月後まで持続したという。うつ病に残遺する不眠症状に対してもCBT-Iが有効であり，CBT-IとCBTを組み合わせることで不眠症状とうつ病の双方に対する治療効果を期待できると考察している（小曽根・伊藤，2007）。また，宗澤（2009）は，不眠症および不眠を主訴とするうつ病症例に対してCBT-Iを施行し，治療3カ月後の睡眠状態とうつ状態について評価したところ，睡眠指標については不眠症例，うつ病合併症例共に有意な改善が認められたが，不眠症重症度の改善は，うつ病合併症例において不眠症例に比較して劣っていた。一方，うつ病合併例におけるうつ症状においても有意な改善が認められた，と報告している。

　宗澤ら（宗澤・井上，2008；宗澤，2009）は，これらの検討を通して，うつ病と不眠症の合併症例に対するCBT-Iに関する治療技法上の工夫について，以下のように提案している。

　不眠症患者にみられる睡眠に関する誤った認知は，夜間睡眠に関する不安を日中から強く抱き，日中の精神作業能力の低下や心身不調を夜間不眠の結果として捉え，昨夜同様に今夜も眠れないだろうと負の条件付けを定着させてしまうところにある。うつ病と不眠症の合併症例に対するCBT-Iは，このような認知や行動の歪みが覚醒の持続すなわち不眠症状につながり，その結果，疲

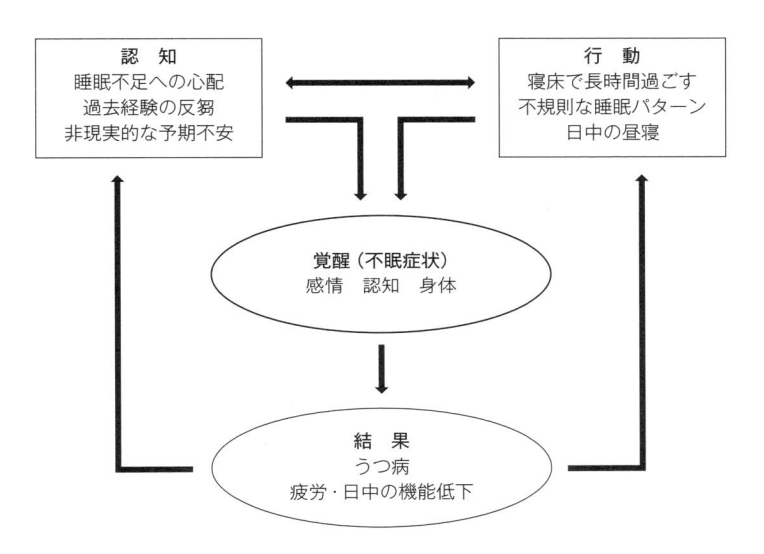

```
        ┌─────────────────┐                    ┌─────────────────┐
        │   認　知        │                    │   行　動        │
        │ 睡眠不足への心配 │ ←──────────────→  │ 寝床で長時間過ごす│
        │ 過去経験の反芻   │                    │ 不規則な睡眠パターン│
        │ 非現実的な予期不安│                   │ 日中の昼寝      │
        └─────────────────┘                    └─────────────────┘
```

図1　CBT-I におけるうつ病の不眠症状に対する治療モデル

宗澤（2009）より引用

労感や日中の精神作業能力の低下など，うつ症状を悪化させるという治療モデルに基づいている（図1）。

　CBT-Iは，睡眠と覚醒に関わる適切な認知と行動の修正を基本とする。認知の修正に関しては，①不眠に対する苦痛の軽減，②睡眠を妨害する連想の軽減，③入眠時の思考の管理が，行動の修正に関しては，①不適切な条件付けや対処行動の解消，②日中の活動量の増進，が中心課題となる。不眠症状自体の改善よりも，不眠に対する不安や苦痛を軽減させることを治療の主眼においている。不眠症患者は，睡眠薬の服用自体に抵抗感を抱く場合が多いことを考慮すると，CBT-Iにおける認知と行動の修正に，服薬への罪悪感の軽減や服薬行動の管理を取り入れるべきであると述べている。そして，うつ病合併症例においては，拘束性の強い行動療法的な技法よりも認知療法的な技法を優先させることを推奨している。

おわりに

 うつ病における睡眠障害について概説し，当院で施行しているDPPに参加した寛解期うつ病症例の睡眠状況を，HAM-D-24やPSQIなどの指標を用いて検討した調査結果を紹介した。DPPにCBT-Iを導入することでDPPそのものの効果を高める可能性が示唆され，今後の課題として示された。その具体的な糸口は，当院で施行しているDPP（表1）全8回の講習のうち，1回（第5回目）に設けられているリラクセーションの時間にあると考えられる。リラクセーションの内容は，自律訓練法，筋弛緩療法に類似し，緊張の緩和とともに入眠を促す効果も有している。CBT-Iを組み合わせたDPPの技法が確立し，うつ病における不眠症状に対して積極的な治療的介入を施すことによって，うつ病に残遺する不眠症状の改善だけでなく，うつ病の再発予防効果の向上が叶うことを期待する。

文　献

青木公義・小曽根基裕・真鍋貴子ほか（2008）うつ病再発予防プログラム参加者における睡眠障害．日本睡眠学会第33回定期学術集会プログラム抄録集．p.227.

古川はる子・真鍋貴子・笠原洋勇（2004）うつ病の治療と認知行動療法の活用．精神療法 30；41-48.

三島和夫（2009）うつ病．Clinical Neuroscience 27；194-197.

宗澤岳史（2009）不眠の認知行動療法とうつ．睡眠医療 3；153-156.

宗澤岳史・井上雄一（2008）認知行動療法．日本臨床 66；167-171.

忽滑谷和孝（1994）抑うつ気分の予防のための教育プログラム．メンタルヘルス岡本記念財団研究助成報告集 7；125-129.

忽滑谷和孝（2000）うつ病の再燃・再発予防－心理教育を通して．精神科治療学 15；137-143.

小曽根基裕・伊藤洋（2007）うつ病に伴う不眠の治療（薬物療法と認知行動療法）．睡眠医療 2-1；57-63.

Sato M, Yamadera W, Matsuhima M et al. (2010) Clinical efficacy of indivivual cognitve behavior theraphy for psychophysiological insomnia in 20 outpatients. Psychiatry Clin Neurosci.

高梨葉子 (2002) 認知行動療法を用いたうつ病の再発予防に関する研究. 慈恵医大誌 117 ; 405-417.

これからの不眠医療における心理療法

大川 匡子

はじめに

近年，睡眠障害が国民の健康な生活を妨げる要因となっていることが多くの研究から明らかにされてきた。しかし，長年にわたり不眠はありふれたものと考えられ，その重要性が認知されていなかった。これは睡眠障害が多岐にわたることにより，医学のなかで睡眠障害の位置づけが明確でないことが主な原因と考えられる。第4章で不眠症の診断，治療について紹介されており，2005年に発表された睡眠障害の国際診断分類（ICSD-2）のなかでは「適切な睡眠環境下において睡眠の質や持続に関する訴えがあり，これに基づいて日中に心身機能障害が認められる」と定義された。改訂前は主として不眠の症状が取り上げられ，不眠の結果として生じる倦怠感，集中力・記憶力の低下，気分の障害，日中の眠気，さまざまな身体症などはあまり重視されていなかったが，新しい診断分類では，治療成果について日常生活機能の回復が検討されることになった。

近年，睡眠障害が注目されるようになった背景には，(1)系統的な疫学研究により，国民の4～5人に1人が睡眠の問題で悩まされているというように，きわめて高い割合で睡眠障害を発症していることがわかってきたこと，かつ，これが社会生活に及ぼす影響が大きいこと，(2)精神的な問題，特にうつ病や不安障害と不眠との因果関係が高いこと，(3)睡眠時無呼吸症候群のように心身の両面に影響を及ぼす疾患の存在が重視され，睡眠障害の

専門医療を行う機関が増えたことなどがあげられる。さらに睡眠時無呼吸症候群に関連して,この近接領域として生活習慣病と睡眠の関係が明らかにされてきた。現代の24時間社会における睡眠不足や夜更かし傾向などを含む生活スタイルが生活習慣病の誘因や増悪因子となっていると報告されている。

　生活習慣病は近年,急激な増加傾向がみられ,その対策として平成12（2000）年に内閣府から「健康21」が提唱され,厚生労働省は国と地方自治体をあげて,栄養・食生活,運動,ストレス,アルコール,たばこなどの生活習慣病につながる危険因子を除くような運動を展開してきた。このキャンペーンの開始からすでに10年が経過しているが,十分な成果は上がっていない。なぜだろうか。24時間社会,グローバル経済社会のなかで,社会と経済を支える日本人の多くが昼夜を問わず生活し,そのとき犠牲にされてきたのが"睡眠"である。このような社会では激烈な競争が起こり,そのストレスがまた多くの人々の眠りを妨げる。さらに,睡眠を犠牲にすることの反動が生活習慣病やストレス,不眠と関係して,うつ病の増加という形で私たちの健康な生活へ跳ね返ってきているのである。

　このようなことからも医療のなかで不眠の治療は非常に大きなウェイトを持つことがわかる。本書では不眠に対する認知行動療法を中心とした心理援助として,さまざまな方法について解説されている。この章では不眠治療導入と不眠治療のなかでの非薬物療法,薬物療法（Pharmacotherapy：PCT）の効果を紹介し,これからの不眠医療における心理療法への期待としてまとめる。

不眠症治療の比較

　不眠症は非常に多くみられる疾患である。また原因が多彩で難治例も多く,慢性不眠として長期にわたり薬物療法が続けられている場合もある。このような場合,適切な治療が選択されていな

い可能性もある。不眠症治療について薬物療法，非薬物療法として多くの治療法が紹介され，またその治療ストラテジーが示されている。ここではそれぞれの治療法の効果をみると共に，不眠治療を最も効果的に実施する方法について，それぞれ単独の治療法ではなく，いくつかを組み合わせた併用治療（combination therapy）の効果も検討してみた。

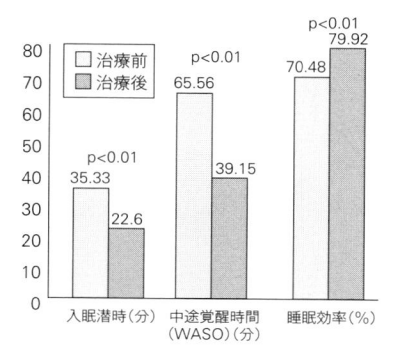

図1 睡眠制御療法により高齢者の睡眠の質が改善
N=22（男性6名，女性16名，平均年齢67.96歳）の不眠症をもつ高齢者

Riedel & Lichstein（2001）より改変

（1）睡眠衛生指導：睡眠に対する正しい知識を与え，質の良い睡眠をとることができるように生活指導することは，あらゆる睡眠障害に共通して必須のことである。多くの治療成果が報告されており，特に認知症をもつ高齢者には改善率が高い。このような指導は患者本人のみならず，周囲の人々や介護者などにも指導することで高い効果が得られる（McCurry et al., 2003）。
（2）行動療法：弛緩療法（Relaxation Therapy），睡眠制限療法（Sleep Restriction Therapy：SRT），刺激制御療法（Stimulus Control Therapy：SCT），認知行動療法（Cognitive Behavioral Therapy：CBT）

睡眠制御療法は，特に不眠を訴える高齢者に対して効果が高いことが報告されている（図1）(Riedel & Lichstein, 2001)。CBTはさまざまな非薬物療法を組み合わせたものである。本書でも詳細に紹介されているように行動療法の中核をなすものであり，わ

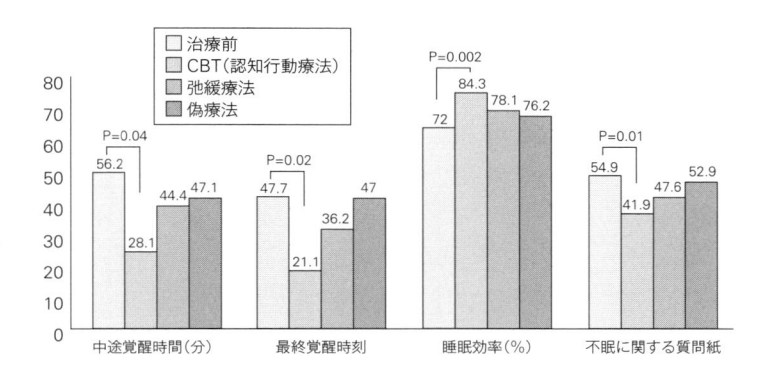

図2 認知行動療法（CBT）により不眠症患者の睡眠が改善
(N=75，男性40名，女性35名，平均55.3歳)
Edinger et al. (2001) より改変

が国でもその重要性が少しずつ知られるようになってきた。図2には弛緩療法と比較してCBTが睡眠効率，中途覚醒，自覚的睡眠評価に顕著な効果がみられたことが示されている（Edinger et al., 2001）。また，CBTは薬物療法との組み合わせにより，さらに効果が上がることが近年報告されている。図3はCBT，薬物療法，CBTと薬物療法の併用，無治療の4つの群について，睡眠日誌と睡眠ポリグラフの結果からWASO（睡眠中の覚醒時間）を比較したものである。薬物療法と並んでCBT単独でも有意な改善がみられるが，CBTと薬物療法を併用すると最大の改善効果が出ている。さらに2年間の長期観察期間中にCBTを受けた人では効果が持続していたが，薬物療法のみ受けた人では治療前のレベルに戻っていたことが判明した（Morin et al., 1999）。また，CBTと薬物療法併用群のなかには薬物治療の効果が早期に現れ，CBTの効果の持続期間も延長している患者もみられたことは注目すべきである。これは患者の不眠に対処する態度が変わったことによるとも考えられる。さらにCBTと薬物療法の効果についてメタアナリシス法により比較検討すると，入眠潜時や睡眠の質についてはCBTが薬物療法よりも優れていた（図4）。薬物療法

□ 治療前　■ 治療後

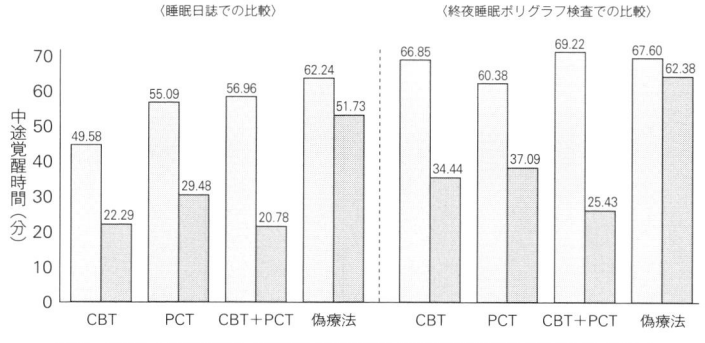

〈睡眠日誌での比較〉　　〈終夜睡眠ポリグラフ検査での比較〉

中途覚醒時間（分）

睡眠日誌での比較：
- CBT: 49.58 → 22.29
- PCT: 55.09 → 29.48
- CBT＋PCT: 56.96 → 20.78
- 偽療法: 62.24 → 51.73

終夜睡眠ポリグラフ検査での比較：
- CBT: 66.85 → 34.44
- PCT: 60.38 → 37.09
- CBT＋PCT: 69.22 → 25.43
- 偽療法: 67.60 → 62.38

図3　CBT と薬物療法（PCT）の併用により睡眠改善効果が大きくなる
（N=78，男性28名，女性50名，平均65歳）

Morin et al.（1999）より改変

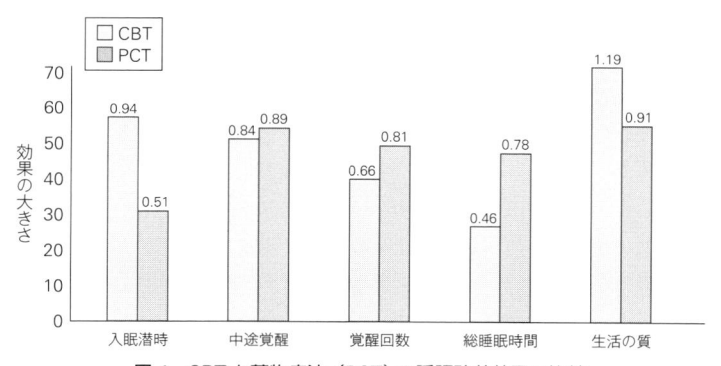

□ CBT
■ PCT

効果の大きさ

- 入眠潜時: CBT 0.94, PCT 0.51
- 中途覚醒: CBT 0.84, PCT 0.89
- 覚醒回数: CBT 0.66, PCT 0.81
- 総睡眠時間: CBT 0.46, PCT 0.78
- 生活の質: CBT 1.19, PCT 0.91

図4　CBT と薬物療法（PCT）の睡眠改善効果の比較

Morin（2006）より改変

は中途覚醒や睡眠時間を延長させる効果については CBT よりも優位であった（Morin, 2006）。これらは薬物療法のみでは患者の満足が得られないことにも関連し，結果的には長期に薬物を服用することになる。

　また，薬物療法では多くの副作用が問題となっている。これまで多くの睡眠薬についての副作用報告があり，患者は主作用の発

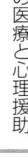

現を期待すると共に，多かれ少なかれ副作用についての心配をしながら不眠治療を受けていることになる。すなわち，患者は不眠症状についてのみならず，薬の副作用についても不安症状をもつことになり，このことがさらにストレスとなって，不眠を悪化させる。不眠治療における CBT ではこのような不眠についての不安症状を軽減する役割をもつことになる。しかし，CBT などの心理療法について副作用に関する検討は十分になされておらず，今後の課題である。

　不眠症に対する薬物療法の効果についてはこれまでに多くの検討がなされているが，現在も満足する状況ではない。薬物療法についてのメタアナリシスでは効果はあるが，副作用の問題が大きいことが明らかにされている。特に高齢者では睡眠薬の服用が増加すると共に，副作用の発現も多くみられ，睡眠薬の主作用よりも副作用が大きく，睡眠薬服用による利点，危険性が検討されている（Glass et al., 2005）。60歳以上の精神疾患のない高齢不眠症者で治療効果は確かであるが，その改善度はあまり大きくなく，むしろ副作用の方が大きいことが報告されている。たとえば薬物による日中の眠気や倦怠感，頭痛，悪夢，吐き気やその他の消化器症状，ふらつき，転倒など心身機能に関する障害や記憶・認知に関する障害が大きいことがあげられる。

　上記のような不眠に対するさまざまな治療成績は対象者，年齢，性別，不眠の持続期間や合併症としての不眠症，あるいは特異的な睡眠障害によっても異なり，今後不眠治療のため，さらに検討されるべき課題である。

おわりに

　現代社会で不眠症治療はますますその必要性が大きくなっている。不眠を理解し，よりよい治療に結びつけるために医師のみならず多くのコメディカルスタッフの協力が必要とされる。本書の

心理的援助は不眠症治療には不可欠である。わが国の現状でPrimary care を担当する医師や各科の専門医は不眠治療について多くの時間をかけるのが困難であるとすれば，コメディカルスタッフの協力を得て心理療法を行うことは可能であろう。さらに社会生活においては学校，職場，家庭などでも不眠症の理解を高め，予防や治療について本書の心理援助が可能である。

多くの方々が不眠の心理援助に関与することにより，不眠，ストレス，うつ病，生活習慣病などが軽減され，健康な社会の実現につながることが期待される。

文　献

Edinger JD, Wohlgemuth WK, Radtke RA, Marsh GR & Quillian RE (2001) Cognitive behavioral therapy for treatment of chronic primary insomnia. JAMA 285 ; 1856-1864.

Glass J, Lanctôt KL, Herrmann N, Sproule BA & Busto UE (2005) Sedative hypnotics in older people with insomnia : meta-analysis of risks and benefits. BMJ 331 ; 1-7.

McCurry SM, Gibbons LE, Logsdon RG, Vittelo M & Teri L (2003) Training caregivers to change the sleep hygiene practices of patients with dementia : The NITE-AD project. J Am Geriatr Soc 51 ; 1455-1460.

Morin CM (2006) Combined therapeutics for insomnia : Should our first approach be behavioral or pharmacological? Sleep Medicine 7S1 ; 15-19.

Morin CM, Colecchi C, Stone J, Sood R & Brink D (1999) Behavioral and pharmacological therapies for late-life insomnia : A randomized controlled trial. JAMA 281 ; 991-999.

Riedel BW & Lichstein KL (2001) Strategies for evaluating adherence to sleep restriction treatment for insomnia. Behav Res Ther 39 ; 201-212.

付録

付録 1-1　ピッツバーグ睡眠質問票

過去1カ月間における，あなたの通常の睡眠の習慣についておたずねします。過去1カ月間について大部分の日と昼と夜を考えて，以下のすべての質問項目にできる限り正確にお答えください。

問1）過去1カ月間において，通常何時ころ寝床につきましたか？
　　　　就寝時刻　　　1. 午前　　　2. 午後　　　時　　分ころ

問2）過去1カ月間において，寝床についてから眠るまでにどれくらい時間を要しましたか？　　　　　　　　　　　　　約　　　分

問3）過去1カ月間において，通常何時ころ起床しましたか？
　　　　起床時刻　　　1. 午前　　　2. 午後　　　時　　分ころ

問4）過去1カ月間において，実際の睡眠時間は何時間くらいでしたか？これは，あなたが寝床の中にいた時間とは異なる場合があるかもしれません。
　　　　睡眠時間　　　1日平均　　約　　　時間　　分

問5）過去1カ月間において，どれくらいの頻度で，以下の理由のために睡眠が困難でしたか？　もっともあてはまるものに1つ○印をつけてください。

	なし	1週間に1回未満	1週間に1〜2回	1週間に3回以上
a. 寝床についてから30分以内に眠ることができなかったから	0	1	2	3
b. 夜間または早朝に目が覚めたから	0	1	2	3
c. トイレに起きたから	0	1	2	3
d. 息苦しかったから	0	1	2	3
e. 咳が出たり，大きないびきをかいたから	0	1	2	3
f. ひどく寒く感じたから	0	1	2	3
g. ひどく暑く感じたから	0	1	2	3
h. 悪い夢をみたから	0	1	2	3
i. 痛みがあったから	0	1	2	3

j. 上記以外の理由があれば，次の空欄に記載してください

理由 _____

_____

そういったことのために，過去1カ月間において，どれくらいの頻度で睡眠が困難でしたか？	0	1	2	3

問6） 過去1カ月間において，ご自分の睡眠の質を全体としてどのように評価しますか？
　　　0. 非常によい　1. かなりよい　2. かなりわるい　3. 非常にわるい

問7） 過去1カ月間において，どのくらいの頻度で，眠るために薬を服用しましたか（医師から処方された薬あるいは薬屋で買った薬）？
　　　0. なし　1. 1週間に1回未満　2. 1週間に1～2回　3. 1週間に3回以上

問8） 過去1カ月間において，どれくらいの頻度で，車の運転中や食事中や社会活動中など眠ってはいけないときに，おきていられなくなり困ったことがありましたか？
　　　0. なし　1. 1週間に1回未満　2. 1週間に1～2回　3. 1週間に3回以上

問9） 過去1カ月間において，物事をやり遂げるのに必要な意欲を持続するうえで，どのくらい問題がありましたか？
　　　0. まったく問題なし　　　1. ほんのわずかだけ問題があった
　　　2. いくらか問題があった　3. 非常に大きな問題があった

問10） 家族／同居人がおられますか？　→おられない方は回答しなくて結構です。
　　　0. どちらもいない　　　　　　1. 家族／同居人がいるが寝室は別
　　　2. 家族／同居人と同じ寝室であるが寝床は別
　　　3. 家族／同居人と同じ寝床

上記の問で，1または2または3と答えた方のみにおたずねします。あなたご自身のことについて，ご家族または同居されている方に，以下の各項目について過去1カ月間の頻度をたずねてください。

	なし	1週間に1回未満	1週間に1～2回	1週間に3回以上
a. 大きないびきをかいていた	0	1	2	3
b. 眠っている間に，しばらく呼吸が止まることがあった	0	1	2	3
c. 眠っている間に，足のピクンとする動きがあった	0	1	2	3
d. 眠っている途中でねぼけたり混乱したりすることがあった	0	1	2	3

e. 上記以外に，じっと眠っていないようなことがあれば，次の空欄に記載してください。

【その他じっと眠っていないようなこと】
_____
_____

こういったことが過去1カ月間において，どれくらいの頻度で起こりましたか？	0	1	2	3

付録 1-2　ピッツバーグ睡眠質問票（PSQI）の総合得点算出方法

睡眠の質（C1）			
問6．過去1カ月間における主観的な睡眠の質の評価			
非常によい	0点		
かなりよい	1点		
かなり悪い	2点		
非常に悪い	3点	C1得点	点
入眠時間（C2）			
①問2．過去1カ月間における，寝床についてから眠るまでにかかった時間			
16分未満	0点		
16分以上31分未満	1点		
31分以上61分未満	2点		
61分以上	3点	Q2得点	点
②問5a．寝床についてから30分以内に眠ることができなかったため睡眠に困難があった			
なし	0点		
1週間に1回未満	1点		
1週間に1〜2回	2点		
1週間に3回以上	3点	Q5a得点	点
③①と②の合計点を算出		Q2, Q5a合計	点
④C2得点：③のQ2，Q5aの合計点より以下のように決定			
0	0点		
1〜2	1点		
3〜4	2点		
5〜6	3点	C2得点	点
睡眠時間（C3）			
問4．過去1カ月間における，実睡眠時間			
7時間を超える	0点		
6時間を超え7時間以下	1点		
5時間以上6時間以下	2点		
5時間未満	3点	C3得点	点
睡眠効率（C4）			
①問4．過去1カ月間における，実睡眠時間		睡眠時間	時間
②問3．過去1カ月間における起床時刻と問1．過去1カ月間における就床時刻の差（床内時間）を算出		床内時間	時間
③睡眠効率を算出			
睡眠効率（％）＝実睡眠時間（①）／床内時間（②）×100			
		睡眠効率	％
④C4得点：③の睡眠効率より以下のように決定			
85％以上	0点		
75％以上85％未満	1点		
65％以上75％未満	2点		
65％未満	3点	C4得点	点

睡眠困難（C5）
①問5bからjを以下のように得点化する
　　なし　　　　　　　　　　　　0点　　　　Q5b得点　　点
　　1週間に1回未満　　　　　　　1点　　　　Q5c得点　　点
　　1週間に1〜2回　　　　　　　2点　　　　Q5d得点　　点
　　1週間に3回以上　　　　　　　3点　　　　Q5e得点　　点
　　　　　　　　　　　　　　　　　　　　　　Q5f得点　　点
　　　　　　　　　　　　　　　　　　　　　　Q5g得点　　点
　　　　　　　　　　　　　　　　　　　　　　Q5h得点　　点
　　　　　　　　　　　　　　　　　　　　　　Q5i得点　　点
　　　　　　　　　　　　　　　　　　　　　　Q5j得点　　点
②問5bからjの得点を合計　　　　　　　　　Q5b〜j合計　点
③C5得点：②の合計点より以下のように決定
　　0　　　　　　　　　　　　　　0点
　　1〜9　　　　　　　　　　　　1点
　　10〜18　　　　　　　　　　　2点
　　19〜27　　　　　　　　　　　3点　　　　C5得点　　　点

眠剤の使用（C6）
問7．過去1カ月間における睡眠薬使用の頻度
　　なし　　　　　　　　　　　　0点
　　1週間に1回未満　　　　　　　1点
　　1週間に1〜2回　　　　　　　2点
　　1週間に3回以上　　　　　　　3点　　　　C6得点　　　点

日中覚醒困難（C7）
①問8．過去1カ月間における日中の過眠
　　なし　　　　　　　　　　　　0点
　　1週間に1回未満　　　　　　　1点
　　1週間に1〜2回　　　　　　　2点
　　1週間に3回以上　　　　　　　3点　　　　Q8得点　　　点
②問9．過去1カ月間における意欲の持続
　　まったく問題なし　　　　　　0点
　　ほんのわずかだけ問題があった　1点
　　いくらか問題があった　　　　2点
　　非常に大きな問題があった　　3点　　　　Q9得点　　　点
③①と②の合計点を算出Q8, Q9合計点
④C7得点：③の合計点より以下のように決定
　　0　　　　　　　　　　　　　　0点
　　1〜2　　　　　　　　　　　　1点
　　3〜4　　　　　　　　　　　　2点
　　5〜6　　　　　　　　　　　　3点　　　　C7得点　　　点

ピッツバーグ睡眠質問票総合得点（PSQIG）：0〜21点
以上のC1からC7までの得点を合計（C1＋C2＋C3＋C4＋C5＋C6＋C7）
　　　　　　　　　　　　　　　　　PSQIG得点　　点

付録2　不眠重症度質問票

1. 現在の（ここ2週間）あなたの不眠症の問題の重症度を評価してください。

	ない	軽い	中程度	重い	深刻
a）寝つきの困難	0	1	2	3	4
b）睡眠維持の困難	0	1	2	3	4
c）目が覚めるのが早すぎる問題	0	1	2	3	4

2. あなたは現在の睡眠パターンにどの程度，満足/不満足ですか？

非常に満足	満足	普通	不満足	非常に不満足
0	1	2	3	4

3. あなたは自分の睡眠の問題が，あなたの日中の機能（例えば，日中の疲労，仕事／日常の雑務の能力，集中力，記憶，気分，など）をどの程度妨げていると考えますか？

まったく妨げていない	少し妨げている	いくらか妨げている	とても妨げている	きわめて多く妨げている
0	1	2	3	4

4. 他の人から見たら，睡眠の問題があなたの生活の質を妨げている程度はどのくらいだと思いますか？

まったく顕著ではない	少し顕著	いくらか顕著	とても顕著	きわめて顕著である
0	1	2	3	4

5. あなたは現在の睡眠の問題が，どの程度，心配／不快ですか？

まったく心配ではない	少し心配	いくらか心配	とても心配	きわめて心配である
0	1	2	3	4

付録3 「睡眠に対する非機能的な信念と態度」質問票

以下の文章は睡眠に対する考え方（信念）と態度を表しています。各文章について，あなたが当てはまる，または，当てはまらない程度を示してください。回答には，正しい，または，間違っているということはありません。各文章について，あなた自身の個人的な考え方と一致する数字にまるをつけてください。あなた自身の状況に直接的に当てはまらないものがあっても，全ての項目にお答えください。

記入例

まったく当てはまらない　　　　　　　　　　　　　非常に当てはまる

⟵―――――――――――――――――――――――――⟶

0　1　2　3　4　5　6　⑦　8　9　10

1. リフレッシュし，日中に問題なく過ごすためには8時間の睡眠が必要である。

0　1　2　3　4　5　6　7　8　9　10

2. よく眠れなかったときには，次の日に昼寝をしたり，次の日の夜に長く眠るなどをして睡眠を補う必要がある。

0　1　2　3　4　5　6　7　8　9　10

3. 慢性的な不眠症が，自分の健康に深刻な結果をもたらすかもしれないと心配である。

0　1　2　3　4　5　6　7　8　9　10

4. 自分の眠りをコントロールすることができなくなるかもしれないと心配である。

0　1　2　3　4　5　6　7　8　9　10

5. 前日よく眠れないと，そのことは次の日の活動の妨げになる。

0　1　2　3　4　5　6　7　8　9　10

6. 日中，問題なく過ごすために，眠れないよりは，睡眠薬を飲んだほうがよいと思っている。

0　1　2　3　4　5　6　7　8　9　10

7. 日中に，いらいらしたり，落ち込んだり，不安になるときは，たいてい前の晩によく眠れなかったためである。

0　1　2　3　4　5　6　7　8　9　10

8. もし眠れない日があると，その1週間の睡眠スケジュールは妨げられてしまう。

0　1　2　3　4　5　6　7　8　9　10

9. よく眠ることができなければ，次の日の活動は台無しになってしまう。

0　1　2　3　4　5　6　7　8　9　10

10. 自分が夜，よく眠れるか，眠れないかを予想することは決してできない。

0　　1　　2　　3　　4　　5　　6　　7　　8　　9　　10

11. 眠れなかったことによる悪影響に対応することはほとんどできない。

0　　1　　2　　3　　4　　5　　6　　7　　8　　9　　10

12. 疲れを感じる，エネルギーがない，日中の活動に問題が生じるなどの原因は，たいてい前の晩によく眠れなかったからである。

0　　1　　2　　3　　4　　5　　6　　7　　8　　9　　10

13. 不眠症は本質的には化学物質のバランスが崩れた結果であると思う。

0　　1　　2　　3　　4　　5　　6　　7　　8　　9　　10

14. 不眠症は，私の毎日の生活の楽しみを台無しにさせ，私が望むようにすることを妨げている。

0　　1　　2　　3　　4　　5　　6　　7　　8　　9　　10

15. おそらく薬物療法は不眠症のただ一つの解決法である。

0　　1　　2　　3　　4　　5　　6　　7　　8　　9　　10

16. よく眠れなかった次の日は，約束（社会的，家族との）を避けたり，キャンセルする。

0　　1　　2　　3　　4　　5　　6　　7　　8　　9　　10

表4　睡眠日誌

	前日の睡眠	その日の様子	備考
月 日 （　）	ベッドタイム　　　時　分～　時　分まで 睡眠時間　　　　　時間　　分くらい 寝付くまでの時間　　　分くらい 夜中起きた回数　　　回 夜中起きていた時間　時間　　分くらい 目が覚めた時刻　　　時　　分くらい 深さ　　　　　浅い　普通　深い	眠さ　　眠い　普通　無い だるさ　だるい　普通　無い 気分　　悪い　普通　良い 活動（　　　　　　　　　　　　　　　　） 　　　　悪い　普通　良い	
月 日 （　）	ベッドタイム　　　時　分～　時　分まで 睡眠時間　　　　　時間　　分くらい 寝付くまでの時間　　　分くらい 夜中起きた回数　　　回 夜中起きていた時間　時間　　分くらい 目が覚めた時刻　　　時　　分くらい 深さ　　　　　浅い　普通　深い	眠さ　　眠い　普通　無い だるさ　だるい　普通　無い 気分　　悪い　普通　良い 活動（　　　　　　　　　　　　　　　　） 　　　　悪い　普通　良い	
月 日 （　）	ベッドタイム　　　時　分～　時　分まで 睡眠時間　　　　　時間　　分くらい 寝付くまでの時間　　　分くらい 夜中起きた回数　　　回 夜中起きていた時間　時間　　分くらい 目が覚めた時刻　　　時　　分くらい 深さ　　　　　浅い　普通　深い	眠さ　　眠い　普通　無い だるさ　だるい　普通　無い 気分　　悪い　普通　良い 活動（　　　　　　　　　　　　　　　　） 　　　　悪い　普通　良い	
月 日 （　）	ベッドタイム　　　時　分～　時　分まで 睡眠時間　　　　　時間　　分くらい 寝付くまでの時間　　　分くらい 夜中起きた回数　　　回 夜中起きていた時間　時間　　分くらい 目が覚めた時刻　　　時　　分くらい 深さ　　　　　浅い　普通　深い	眠さ　　眠い　普通　無い だるさ　だるい　普通　無い 気分　　悪い　普通　良い 活動（　　　　　　　　　　　　　　　　） 　　　　悪い　普通　良い	
月 日 （　）	ベッドタイム　　　時　分～　時　分まで 睡眠時間　　　　　時間　　分くらい 寝付くまでの時間　　　分くらい 夜中起きた回数　　　回 夜中起きていた時間　時間　　分くらい 目が覚めた時刻　　　時　　分くらい 深さ　　　　　浅い　普通　深い	眠さ　　眠い　普通　無い だるさ　だるい　普通　無い 気分　　悪い　普通　良い 活動（　　　　　　　　　　　　　　　　） 　　　　悪い　普通　良い	
月 日 （　）	ベッドタイム　　　時　分～　時　分まで 睡眠時間　　　　　時間　　分くらい 寝付くまでの時間　　　分くらい 夜中起きた回数　　　回 夜中起きていた時間　時間　　分くらい 目が覚めた時刻　　　時　　分くらい 深さ　　　　　浅い　普通　深い	眠さ　　眠い　普通　無い だるさ　だるい　普通　無い 気分　　悪い　普通　良い 活動（　　　　　　　　　　　　　　　　） 　　　　悪い　普通　良い	
月 日 （　）	ベッドタイム　　　時　分～　時　分まで 睡眠時間　　　　　時間　　分くらい 寝付くまでの時間　　　分くらい 夜中起きた回数　　　回 夜中起きていた時間　時間　　分くらい 目が覚めた時刻　　　時　　分くらい 深さ　　　　　浅い　普通　深い	眠さ　　眠い　普通　無い だるさ　だるい　普通　無い 気分　　悪い　普通　良い 活動（　　　　　　　　　　　　　　　　） 　　　　悪い　普通　良い	

※1週間の睡眠状態を評価してください　　非常に悪い　0　1　2　3　4　5　6　7　8　9　10　非常に良い

付録

◆編者略歴◆

大川 匡子（おおかわ・まさこ）　　　　　▶▶▶ 第1章・終章 執筆
1967年群馬大学医学部卒業。群馬大学医学部附属病院神経精神科助手，東京都立府中療育センター医長，秋田大学医学部精神科助手，国立精神・神経センター精神保健研究所精神生理部部長，滋賀医科大学精神医学講座教授等を経て，現在，滋賀医科大学睡眠学講座特任教授。アジア睡眠学会（理事長），世界睡眠連合（副会長）。

　　主著 ───
　　『快眠家族のススメ』（監修，恒星社厚生閣，2007）
　　『新しい診断と治療のABC56　睡眠覚醒障害』（編，最新医学社，2008）
　　日本睡眠学会（編）『睡眠学』（分担執筆，朝倉書店，2009）
　　『伸びる子どもの睡眠学』（監修，恒星社厚生閣，2009）　　ほか

三島 和夫（みしま・かずお）　　　　　▶▶▶ 第3章・第7章第3節 執筆
1963年生まれ，1987年秋田大学医学部医学科卒業，1991年秋田大学医学部精神科学講座助手，1996年同講師，2000年同助教授，2002年米国バージニア大学時間生物学研究センター，米国スタンフォード大学医学部睡眠研究センター客員助教授，2006年6月国立精神・神経センター 精神保健研究所精神生理部部長，2010年4月より（独）国立精神・神経医療研究センター精神保健研究所精神生理研究部部長。日本睡眠学会（理事），日本時間生物学会（理事），日本生物学的精神医学会（評議員）。

　　主著 ───
　　『睡眠障害・物質関連障害』（メディカルビュー社）
　　"Textbook of Psychopharmacology"（American Psychiatric Publishing Inc.）
　　『不眠症と睡眠障害』（診療新社）　　ほか

宗澤 岳史（むねざわ・たけし）▶▶▶ 第6章第1～3節・第7章第1～4節 執筆
1978年生まれ，2002年早稲田大学人間科学部人間基礎科学科卒業，2004年早稲田大学大学院人間科学研究科修士課程修了，2007年早稲田大学大学院人間科学研究科博士後期課程単位取得退学，2008年博士（人間科学）（早稲田大学），財団法人神経研究所睡眠学センター研究員を経て，現在、日本大学医学部社会医学系公衆衛生学分野助手。臨床心理士。

　　主著 ───
　　『臨床睡眠学』（分担執筆，日本臨床，2008）
　　『認知行動療法の技法と臨床』（分担執筆，日本評論社，2008）　　ほか

◆執筆者一覧(執筆順)◆

兼板 佳孝（日本大学医学部社会医学系公衆衛生学分野）　▶ 第2章 執筆
角谷 寛（京都大学大学院医学研究科ゲノム医学センター）　▶ 第4章 執筆
山寺 亘（東京慈恵会医科大学精神医学講座講師）
　　　　　　　　　　　　　　　　　　　　　▶ 第5章・第7章第5節 執筆
伊藤 洋（東京慈恵会医科大学附属青戸病院院長・教授）　▶ 第5章 執筆
松下 正輝（大阪大学大学院医学系研究科）　▶ 第6章第1節 執筆
山本 隆一郎（日本大学医学部社会医学系公衆衛生学分野）
　　　　　　　　　　　　　　　　　　　　　▶ 第6章第2〜3節 執筆
尾崎 章子（東邦大学医学部看護学科）　▶ 第7章第4節 執筆

不眠の医療と心理援助
認知行動療法の理論と実践

2010年7月20日　印刷
2010年7月30日　発行

編　者　大川 匡子・三島 和夫・宗澤 岳史
発行者　立石 正信

装　丁　本間 公俊・北村 仁
本文組版　石倉 康次

印　刷　平河工業社
製　本　誠製本

発行所　株式会社 金剛出版
〒112-0005 東京都文京区水道1−5−16
電話 03−3815−6661／振替 00120-6-34848

ISBN 978-4-7724-1147-9 C3011　　Printed in Japan©2010

マイケル・ニーナン，ウェンディ・ドライデン著
石垣琢麿，丹野義彦監訳／東京駒場CBT研究会訳

認知行動療法100のポイント

A5判並製／定価3,045円（税込）／2010年1月刊

認知行動療法は論理的で知的なクライエントだけに治療効果がある？　認知行動療法は感情に焦点をあてない？　大切なのはポジティブ思考？　クライエントの過去は一切無視？　認知行動療法に治療関係は関係ない？　認知行動療法は冷酷無比の合理主義？……これら認知行動療法にまつわる疑問と誤解をまとめて解消！
厳選された的確な100のポイントとテクニックで認知行動療法を解説する，認知行動療法をすでに実践している臨床家にも，これから認知行動療法をはじめる初学者にも必携の，コンパクトなクイック・リファレンス。

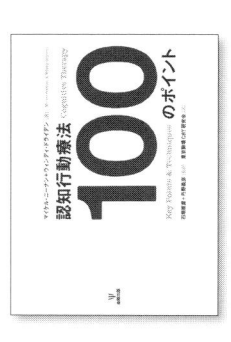

スコット・スプラドリン著／斎藤富由起監訳

弁証法的行動療法ワークブック
あなたの情動をコントロールするために

B5判並製／定価2,940円（税込）／2009年2月刊

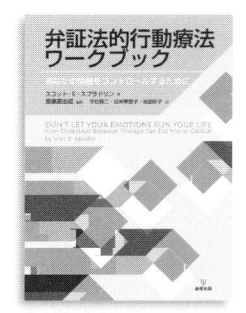

認知行動療法の一派である弁証法的行動療法（DBT）は，境界性パーソナリティ障害治療に始まり，今日，リストカット等の自傷行為や社会的不適応，摂食障害や外傷後ストレス障害にも，その適応範囲を広げつつある。DBTの創始者マーシャ・リネハンの高弟スコット・スプラドリンの手になる本書は，思春期以降の幅広い層を対象とする「弁証法的アプローチによる情動のセルフ・コントロールの書」。
具体的な場面を想定したアクシデントへの対処法，書きこみ式ワークシート，さらに監訳者による本書の正しい使用法の解説を付しており，マインドフルネス・スキルを高めるためのアイデアに溢れた本書は，日本におけるDBT受容の機運を後押しするDBTワークブックの決定版となるだろう。

Ψ 金剛出版　〒112-0005 東京都文京区水道1-5-16　URL http://kongoshuppan.co.jp/
Tel.03-3815-6661/Fax.03-3818-6848　e-mail: kongo@kongoshuppan.co.jp

ゲアリィ・エメリィ著／前田泰宏・東 斉彰監訳
うつを克服する10のステップ
ユーザー・マニュアル
うつ病の認知行動療法
A5判並製／定価2,520円（税込）／2010年6月刊

この本は，うつ状態やうつ病の症状で苦しんでいる方が，自分自身の力でうつを乗り越えて健やかな気分や状態を回復してくための方法を，認知行動療法に基づきステップ・バイ・ステップ形式で具体的に解説している。特に「行動スケジュール表」と「思考記録表」は，うつ状態の認知や行動を見直し変えていくのに大いに役立つツール。

またセラピスト用のマニュアル（『うつを克服する10のステップ セラピストマニュアル──うつ病の認知行動療法』）とあわせて，セラピストと一緒にこの本を活用して治療をすすめることで，短期の認知行動療法プログラムとしての効果がさらに上がることが期待される。

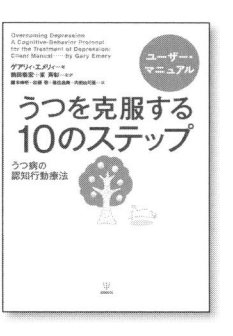

ゲアリィ・エメリィ著／東 斉彰・前田泰宏監訳
うつを克服する10のステップ
セラピスト・マニュアル
うつ病の認知行動療法
A5判並製／定価2,520円（税込）／2010年6月刊

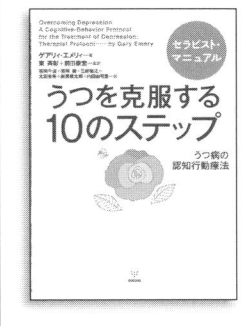

本書は『うつを克服する10のステップ ユーザー・マニュアル──うつ病の認知行動療法』と対になっており，臨床の現場でクライエントとセラピストが協力してセラピーを推進していくためのセラピスト用の本となる。

本書は，①治療面接の各セッションに対応し，面接の進行に合わせて順次使うことができる，②介入例が多く臨床現場をイメージしやすい，③10セッション（10週間）または6セッションで終結する短期（brief）療法であること，を特徴とするが，最大の特徴は「回避に直面すること」を強調していることにある。本書を通じ，うつで意欲を失っている人に，回避してきたこと，現在回避していることに着目させ，それを乗り越えて行動・思考を変えるように導く。

Ψ 金剛出版　〒112-0005 東京都文京区水道1-5-16　URL http://kongoshuppan.co.jp/
Tel.03-3815-6661/Fax.03-3818-6848　e-mail：kongo@kongoshuppan.co.jp

ポール・スタラード著／下山晴彦監訳
子どもと若者のための
認知行動療法ワークブック
上手に考え，気分はスッキリ
B5判並製／定価2,730円（税込）／2006年8月刊

本書は，この認知行動療法を子どもや若者に適用するために，発達段階に合わせて，彼らが理解しやすく，楽しんで課題に取り組めるように工夫をしたものです。まず，認知行動療法の基本的な考え方が，日常の具体例や噛み砕いた喩えを多用して非常にわかりやすく説明されています。続くワークシートでは，実際に子どもや若者がそこに絵や文字を書き込むことで，自分の気持ち，認知，行動をつかみ，その関連性を理解し，感情や行動をコントロールする練習ができるようになっています。こうした介入過程を通して，彼らの心の問題や行動は改善し，安定した生活を送れるようになっていくのです。

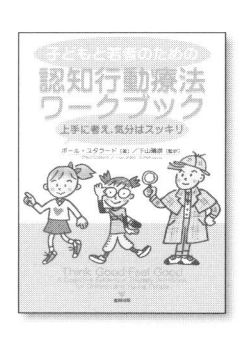

ポール・スタラード著／下山晴彦訳
子どもと若者のための
認知行動療法ガイドブック
上手に考え，気分はスッキリ
B5判並製／定価2,730円（税込）／2008年6月刊

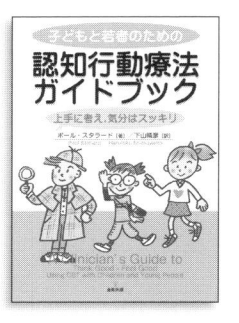

この本は，認知行動療法（CBT）を，幼少期から思春期・青年期にかけての子どもにどう適用し，いかに回復に導くかについて書かれた実践的なガイドブックです。

本書では，不安障害，恐怖症，抑うつ，強迫性障害，PTSDなど子どもに多く見られる疾患や問題を対象に，従来の認知行動療法的技法に加え，イメージやリラクゼーション，お話作りなどの技法を合わせ，子ども向きのCBTをパッケージング。また，子どもの特性，背景にある理論，実際の臨床場面で使用できる付属のワークシート，「親訓練プログラム」の詳しい解説などを加え，より包括的な援助ができるようになっています。

Ψ 金剛出版　〒112-0005 東京都文京区水道1-5-16　URL http://kongoshuppan.co.jp/
Tel.03-3815-6661/Fax.03-3818-6848　e-mail:kongo@kongoshuppan.co.jp